Kohlhammer

Der Autor

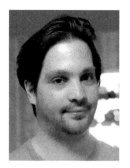

Daniel Büter, Assessor des Lehramtes Pflege/Biologie (BBS), Gerontologe, M. A., examinierter Altenpfleger.

Daniel Büter

Pflegefachfrau/ Pflegefachmann – Schwerpunkt Geriatrie

Lernsituationen und Übungsfälle für die generalistische Pflegeausbildung

Verlag W. Kohlhammer

1. Auflage 2023

Alle Rechte vorbehalten
© W. Kohlhammer GmbH, Stuttgart
Gesamtherstellung: W. Kohlhammer GmbH, Stuttgart

Print:
ISBN 978-3-17-043039-6

E-Book-Formate:
pdf: ISBN 978-3-17-043040-2
epub: ISBN 978-3-17-043041-9

Inhalt

Einleitung

»Was Sie erwartet? Dort draußen gibt es viele unbekannte Situationen, die Sie erwarten werden. Wir können nur versuchen, Sie bestmöglich auf das Unbekannte vorzubereiten. Erwarten Sie stets das Unerwartete …«
(Aex Rotherot, Figur aus Star Trek)

Das vorliegende Werk liefert ein für die generalistische Pflegeausbildung konzipiertes Arbeitsbuch für Lehrkräfte und Auszubildende mit dem Schwerpunkt Geriatrie. Im Arbeitsbuch werden Fallbeispiele und Lernsituationen aus der Geriatrie beschrieben und den Curricularen Einheiten (CE) der Ausbildungs- und Prüfungsverordnung für Pflegeberufe zugeordnet, ebenso sind Musterklausuren enthalten. Der Komplexitätsgrad der Problemstellungen ist dabei unterschiedlich hoch und kann von den Ausbildern entsprechend dem Niveau der Schüler variiert werden. Alle Situationen basieren auf selbst erlebten Situationen aus der Pflegepraxis und wurden pflegepädagogisch zur Analyse und Verwendung im Unterrichtsprozess in der Ausbildung angehender Pflegefachfrauen und Pflegefachmänner anonymisiert aufbereitet. Ihre Struktur orientiert sich hierbei an den Rahmenplänen der Fachkommission nach § 53 PflBG Rahmenlehrpläne für den theoretischen und praktischen Unterricht.

Diese spezifische Lerninsel für die stationäre und ambulante Langzeitpflege ist anschlussfähig an die allgemein anerkannten Erfordernisse der Ausbildung und befasst sich thematisch mit der größten Klientel von Pflegenden, den älteren Pflegebedürftigen, um die Entwicklung von Handlungs- und Reflexionskompetenzen im Schwerpunkt der geriatrischen Pflege zu unterstützen.

(Pflege-)Didaktischer Kommentar und Gedanken zur »Kompetenzentwicklung«

- Was ist »Kompetenz«?
- Wie lässt sie sich definieren und auf das (neue) Berufsbild der Pflege übertragen?
- Wie arbeite ich als Pflegelehrkraft mit dieser Publikation?

Nach Weinert (2001) sind Kompetenzen:

»die bei Individuen verfügbaren oder durch sie erlernbaren kognitiven Fähigkeiten und Fertigkeiten, um bestimmte Probleme zu lösen, sowie die damit verbundenen motivationalen, volitionalen und sozialen Bereitschaften und Fähigkeiten, um die

Problemlösungen in variablen Situationen erfolgreich und verantwortungsvoll nutzen zu können.« (Vgl. Weinert, 2001, S. 27 f.)

»Kompetenzen sind Leistungen bei konkreten Anforderungen und entwickeln sich nicht im Allgemeinen, sondern in Auseinandersetzungen mit spezifischen Inhalten. Dazu wird eine intelligente Vernetzung und variierende situative Einbettung von Wissensabschnitten benötigt, weil isoliertes Lernen ›träges Wissen‹ erzeugt.« (Spörhase-Eichmann, Ruppert, 2008, S. 57).

Das Berufsbild der Pflege(fach-)kräfte ist im Wandel. Vor 2020 bestand die traditionelle Dreiteilung des Pflegeberufes in die Kinder-, Kranken- und Altenpflege. Seit 2020 ist eine Spezialisierung zwar weiterhin möglich, politisch im Vordergrund steht jedoch der neue Berufsabschluss mit dem Titel »Pflegefachmann« bzw. »Pflegefachfrau«. Diese Zusammenlegung aller drei Schwerpunkte wird teilweise emotional diskutiert und von Pro- und Kontra-Argumenten begleitet. Feststeht, dass sich das Aufgabenfeld der angehenden Pflegekräfte aus der individuellen »Zielgruppen-Spezialisierung« heraus übergreifend auf gemeinsame und spezifische Module in ein Curriculum anhand der elf Curricularen Einheiten aufschlüsselt und Lernsequenzen sich jeweils in ihrer Komplexität und Vernetzung steigern. Waren traditionell ausgebildete Pflegekräfte noch eher spezifisch- und schwerpunktkompetent, werden jetzt von allen Pflegekräften umfangreiche Handlungs- und Problemlösekompetenzen erwartet, ohne das jeweilige Kernwissen der alten Dreiteilung zu vermindern.

Aus der Praxis für die Praxis: »Es gibt nichts, was es nicht gibt!«

In der Pflege, bereichsübergreifend, erleben Pflegekräfte regelmäßig skurrile und unerwartete Situationen. Diese oft subjektiv geäußerte »Theorie-Praxis Kluft« führt in unbekannten Situationen häufig zu einem Zustand kurzfristiger Starre, einem Augenblick der Handlungsunfähigkeit. Dies gründet in dem Versuch, die akute Situation vor dem Hintergrund des eigenen theoretischen Wissens zu analysieren und eine pflegefachliche Lösung zu finden. Erfahrene Pflegekräfte reagieren in der Regel schneller und sicherer als Schülerinnen und Schüler bzw. »frisch examinierte«. Den Zeitraum dieser Handlungsunfähigkeit zu verkürzen und eine Handlungskompetenz entgegenzusetzen ist Teil unseres Lehrauftrages.

In Anlehnung an Christa Olbrichs »*Kompetenztheoretisches Modell der Pflegedidaktik*« sollen die im weiteren Verlauf geschilderten Situationen aus der Pflege als Impuls Schülerinnen und Schülern auf den pflegerelevanten Handlungsdimensionen *(regelgeleitet – situativ – beurteilend – reflektiertes handeln)* ansprechen. Dabei variiert der Komplexitätsgrad, in Anlehnung an die »Fallorientierte Didaktik« nach Hundeborn ausgerichtet, um einen niedrigschwelligen Zugang in Abhängigkeit der Lerngruppenanalyse für angehende Pflege(fach-)kräfte zu ermöglichen. Der jeweilige Komplexitätsgrad kann durch die Lehrkräfte an Wissensstand bzw. den Stand der Ausbildung angepasst und flexibel im Komplexitätsgrad erweitert werden, was eine modulare Bearbeitung und Sachverhalterweiterung ermöglicht

(Vgl. im Überblick: Bundesinstitut für Berufsbildung, 2020; Olbrich et al, 2009; Weinert, 2001; Spörhase-Eichmann et al, 2008; Hundenborn, 2007; Gerdsmeier, 2004; Gerdsmeier & Köller, 2008; Gerdsmeier & Martin, 2008; Reuschenbach-Schulz, 2013; Lang & Pätzold, 2006).

Die Ausgestaltung orientiert sich pflegedidaktisch/strukturell an folgenden Annahmen:

- Beruflicher Praxis- und Lebensweltbezug vor (künstlicher) didaktischer Konstruktion.
- Kategorisierung der Lernsituationen anhand der CE, um als Diskussionsgrundlage sowie Übungsfall eine strukturierte Bearbeitung am Beispiel des PESR-Schemas, um pflegefachliche Wahrnehmung hinsichtlich Problemerkennung und Ziel-/Lösungsorientierung anzubahnen.
- Anschlussbildung an die subjektiven Theorien der Auszubildenden (m-w-d).
- Umsetzung der didaktischen Prinzipien der multiplen Perspektive, Praxis- und Lebensweltbezug, Handlungsorientierung, Exemplarität und Nachhaltigkeit (…), Authentizität, Offenheit, emotional sowie an Vorwissen anknüpfend.
- Komplexität durch Orientierung am Prinzip der »unfertigen« bzw. fließenden Aufgabe«, d. h. die Problemstellung bietet den Gesprächsanlass und wird durch das Erkenntnisinteresse der Auszubildenen weiter ausgehandelt und konkretisiert. Diese Offenheit zeigt sich in der Vielfalt möglicher Zugänge sowie Lösungswege und im variablen Komplexitätsgrad. Sie eröffnen einen Rahmen, in dem theoriegeleitet und praxisorientiert Kompetenzen angebahnt und ausgeformt werden können. Die Lernsituationen- und Fallbeispiele zielen darauf ab, ganzheitliche Lernprozesse mit einem regelbaren Grad an Selbststeuerung zu ermöglichen.
- Je nach didaktischer Herangehensweise bzw. der Zusammensetzung der Lerngruppe können die sechs Phasen der vollständigen Handlung eher schülerzentriert/lehrerzentriert aufgegriffen und durch die Lehrkraft gesteuert werden. Eine Strukturhilfe über die Anforderungen der Phasen: Informieren bzw. Analysieren – Planen – Entscheiden – Durchführen – Kontrollieren bzw. Bewerten – Reflektieren für Auszubildende findet sich beispielhaft online auf der Webseite des Niedersächsischen Kultusministeriums im Glossar. (https://schucu-bbs.nline.nibis.de/nibis.php?menid=171 Abruf am 01.02.2022).

Konzeption des Buches

Im ersten Abschnitt der nachfolgenden Kapitel werden zunächst die CE-spezifischen Kompetenz- und Bildungsziele gemäß der Rahmenlehrpläne für den theoretischen Unterricht der Fachkommission nach § 53 PflBG *komprimiert* zusammengefasst (▶ Kap. 1.1; ▶ Kap. 2.1; ▶ Kap. 3.1; ▶ Kap. 4.1; ▶ Kap. 5.1; ▶ Kap. 6.1; ▶ Kap. 7.1; ▶ Kap. 8.1; ▶ Kap. 9.1; ▶ Kap. 10.11; ▶ Kap. 11.1). Die Auseinandersetzung mit den Rahmenlehrplänen wird empfohlen.

Im Anschluss werden im zweiten Abschnitt die, der Curricularen Einheit zugeordneten anonymisierten Lernsituationen/Diskussionsimpulse, beschrieben (▶ Kap. 1.2; ▶ Kap. 2.2; ▶ Kap. 3.2; ▶ Kap. 4.2; ▶ Kap. 5.2; ▶ Kap. 6.2; ▶ Kap. 7.2; ▶ Kap. 8.2; ▶ Kap. 9.2; ▶ Kap. 10.2; ▶ Kap. 11.2). Diese Lernanlässe aus der Praxis können von Ihnen als Lehrkraft:

- Als Impuls zum Einstieg in ein Thema, Gesprächs- oder Diskussionsgrundlage verwendet werden;
- Innerhalb der CE-Struktur sind die Lernsituation zur Orientierung nach den Lebensbereichen der ABEDL untergliedert;
- In Einzel- oder Gruppenarbeit von den Schülerinnen und Schülern erarbeitet werden (*»Lernjobs«*);
- Als Grundlage für Klausuren/Leistungsfeststellungen modifiziert werden;
- Zusätzliches Übungsmaterial für Interessierte darstellen (*»Infoblätter«*).

Der »Pflegeprozess« bzw. die »Pflegeprozessplanung« stellt innerhalb des Pflegefachwissens eine der wichtigsten Brücken im Theorie-Praxistransfer dar. In der Berufspraxis fällt es Auszubildenden (m-w-d) am Anfang häufig schwer, »Probleme« zu erkennen und diese konkret zu benennen. Scherzhaft wird oft der Vergleich mit einem Ultraschallbild herangezogen. Ungeübte Augen sehen ca. 40 verschiedene Grautöne, geschulte Augen erkennen Organe und deren Zustände. Ein Prozess, der Zeit, Geduld und Übung erfordert. Als Strukturierungshilfe zur Analyse der Lernsituationen wird eine modifizierte Version des PESR-Schemas *[dt.: Problem-Ursache-Symptom-Ressource; eigene Darstellung ergänzt um Ziele-Maßnahmen-Evaluation]* empfohlen. Die angehenden Pflegefachfrauen und Pflegefachmänner können diese Struktur nutzen, um die relevanten Inhalte herauszuarbeiten und somit ihren Blick für pflegeplanungsrelevante Details auf Basis der MDS-Handlungsempfehlung zu schärfen *(vgl. MDS, 2005, S. 10–33). Die geschilderten Situationen verwenden teilweise die Ich-Form bzw. eine persönliche Ansprache der zu Pflegenden, da das persönliche Erleben und deren Beziehung im Vordergrund stehen. Alle Namen wurden aus Gründen des Datenschutzes verändert.* Geschichten/Prosaelemente erlauben eine Identifikation/Reflexion mit dem Geschehen aus der beobachtenden, abstrakteren (Leser/innen) Perspektive.

Situation: Hier wird das Geschehen beschrieben.
Ergebnis: Die gewählte (Auf-) Lösung durch die Pflegekräfte wird geschildert.
 Merke! Dieser Punkt stellt ein Resümee dar, der auch zur kritischen Diskussion auffordert.
War die Lösung fachlich sinnvoll? Welche Alternativen gibt es? Was hätte man anders machen können? (…)

Die ganzheitliche Wahrnehmung der zu Pflegenden soll aus verschiedenen Blickwinkeln ermöglicht werden. So wird die pflegefachliche/persönliche Perspektive ebenso eingenommen wie die der Angehörigen. Lernanlässe in den CE decken die erfahrbare Lebenswelt, Lebensbereiche, Beziehungen und existentiellen Erfahrungen des Menschen ab (Vgl. Prof. Dr. rer. Cur. Monika Krohwinkel; 13 ABEDL).

Der dritte Abschnitt bietet Ihnen ein Angebot an Klausurvorlagen/Tests, um diese zu übernehmen oder ggf. für die Erstellung eigener Leistungsüberprüfungen im Komplexitätsgrad anzupassen (► Kap. 1.3; ► Kap. 2.3; ► Kap. 3.3; ► Kap. 4.3; ► Kap. 5.3; ► Kap. 6.3; ► Kap. 7.3; ► Kap. 8.3; ► Kap. 9.3; ► Kap. 10.3; ► Kap. 11.3).

Der vierte Abschnitt beinhaltet Checklisten bzw. weiterführende Literaturverweise zum jeweiligen Kapitel (► Kap. 1.4; ► Kap. 2.4; ► Kap. 3.4; ► Kap. 4.4.; ► Kap. 5.4; ► Kap. 6.4; ► Kap. 7.4; ► Kap. 8.4; ► Kap. 9.4; ► Kap. 10.4; ► Kap. 11.4).

Im anschließenden Kapitel »Übergreifende Themenelemente und Einstiege« (► Kap. 12) kann die anknüpfende Sammlung an Impulsen variabel als Themeneinstieg verwendet werden.

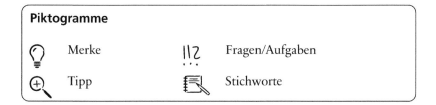

Piktogramme

Merke

Tipp

Fragen/Aufgaben

Stichworte

Modifiziertes PESR-Schema

Bearbeitungstipp:
Nutzen Sie zur Bearbeitung der Lernsituationen in den CE nachfolgende Strukturhilfe (► Tab. 1): Benennen Sie das Problem, identifizieren Sie die Ursachen, stellen Sie fest, woran das »Problem« symptomatisch wird und erfassen Sie die Ressourcen [Ihre oder die der zu pflegenden Person]. Formulieren Sie im nächsten Schritt Ziele, Maßnahmen und Kriterien, die eine Kontrolle ermöglichen.

Tab. 1:	PESRZME	Beschreibung
PESR-Schema (eigene, ergänzte und bearbeitete Darstellung)[1]	P =	*Problem:* Was ist das Problem? Z. B. Angst, Belastung durch Tod, Nähe-Distanz, Gewalt, Belästigung ... Das Problem/die Situation ist, dass ...
	E =	*Einflussfaktoren/Ursachen:* Welche Einflussfaktoren spielen eine Rolle dabei? Z. B. Besetzung, Demenz ...
	S =	*Symptome:* Wie zeigt sich dieses Problem? Welche Gefühle habe ich dabei? Angst, Wut, Trauer ...
	R =	*Ressource:* Was können wir nutzen? Was kann die betroffene Person einsetzen?
	Z =	*Ziel:* Was wollen wir [die zu pflegende Person?] erreichen? Was soll passieren?
	M =	*Maßnahme:* Wie wollen wir das Ziel erreichen? Was kann ich tun? Was oder wer hilft uns dabei? Welche Kontraindikationen gibt es?
	E =	*Evaluation:* Haben wir das Ziel erreicht? Woran merken wir das? Welche Kriterien legen wir an?

Impulse und Reflexionsfragen:

- Waren Sie schon einmal in einer vergleichbaren Situation?
- Sind Sie mit dem Ergebnis/der Handlung der Pflegekraft einverstanden? Wenn ja/nein, weshalb?
- Inwieweit stimmen Sie dem Kommentar unter »Merke!« zu? Wie hätten Sie in der Situation reagiert bzw. noch anders reagieren können? Diskutieren Sie als (Klein-)Gruppe.
- Belastet Sie diese Situation?
- Was ist Ihre »Selbstpflege«-Planung für diese Situation?
- Wie werden Sie handlungsfähig?

---

1 Medizinischen Dienstes der Spitzenverbände der Krankenkassen (MDS), 2005

Kapitel 1: CE 01: Ausbildungsstart – Pflegefachfrau/Pflegefachmann werden

1.1 (Bildungs-) Ziele/Inhalte/Kompetenzen

Auszug aus der Beschreibung der CE 01 *(Vgl. BIBB, 2020, S. 33 f.)*.

- In der Lerngruppe und in der Schule ankommen.
- Den Übergang zwischen den Lernorten Schule und Ausbildung bewältigen.
- Ersten Kontakt mit den Praxisanleitenden, den Pflegenden und dem interprofessionellen Team beim ersten Besuch in der Pflegepraxis herstellen.
- Rolle als Lernende einnehmen.
- Lebenslanges Lernen als Element der Weiterentwicklung übernehmen.
- Eigeninitiative und Verantwortung für das eigene Lernen übernehmen.
- Gehen selbstfürsorglich mit sich um und tragen zur eigenen Gesunderhaltung bei.

1.2 Lernsituationen/Diskussionsimpulse

Nichts ist spannender als das Spannungsfeld zwischen Schule (Theorie) und Praxis. Innerhalb der Curricularen Einheit CE 01 im 1. Ausbildungsdrittel der Generalistik »Pflegefachfrau/Pflegefachmann werden« steht das Thema »Lernen lernen« im Fokus. Aus meiner Erfahrung als Schüler, Pflegefachkraft und Lehrer möchte ich an dieser Stelle Informationen über die größten »Stolpersteine« geben, und wie Schüler sich (und ihren Lehrerinnen und Lehrern) das Leben erleichtern. Um dieses Ziel zu erreichen, werden die spezifischen und relevantesten Elemente in Anlehnung an die Thematik »Ausbildungsstart – Pflegefachmann/Pflegefachfrau beleuchtet sowie beliebte Fehlerquellen und Probleme an den Lernorten Schule und Praxis skizziert. (Vgl. PflAPrV, 2020; vgl. BIBB, 2020).

In der Regel gehen Lehrkräfte im Sektor der Berufsausbildung/Erwachsenenbildung davon aus, dass »ihre Schützlinge« bereits über ein breites Spektrum an Vorwissen aus vorangegangenen Schulabschnitten mitbringen und dies sicher beherrschen. Dies ist jedoch (leider) häufig nicht der Fall, sodass Lehrkräfte vermeintliche vorausgesetzte »Basics« erst an- und besprechen müssen, um eine Arbeitsatmosphäre schaffen zu können. Wenn Sie Ihre Lerngruppe kennenlernen und einschätzen hinsichtlich Ist-Soll, können Sie aus dem nachfolgenden Angebot die Elemente auswählen und den Auszubildenden (m-w-d) gezielt zugänglich machen.

Stichworte: Schule vs. Ausbildung – Gehirn/Gedächtnis – Prüfungsorganisation – Lernstrategien – Methoden

1.2.1 Lernjob 1: Unterschiede zwischen Ausbildung & Schule

Der Unterschied zwischen dem schulischen Lernen und Ihrer Ausbildung

Liebe (angehende) Pflegefachfrauen- und Pflegefachmänner! Willkommen in Ihren ersten Tagen und Wochen der Ausbildung. Zunächst möchte ich Ihnen als Handreichung den Kontrast zwischen Ihrer schulischen Laufbahn und den veränderten Bedingungen im Rahmen Ihrer Ausbildung visualisieren: Betrachten Sie hierzu die folgende Tabelle (► Tab. 2).

Tab. 2:
Unterschied
Schule-Ausbildung
(eigene
Darstellung)

Ihre (mögliche) Erwartungshaltung	Die Erwartungshaltung Ihres Ausbildungsträgers
Klassisches Schulsystem	**Ausbildung**
• Frontalunterricht	• Selbstverantwortung des Lernens • Lernsituationen und Fallbearbeitung
• Wenig hinterfragen	• Transfer Theorie-Praxis • Eigene Erfahrungen
• »Konsumhaltung«	• Selbstgesteuerte Lernprozesse
• Auswendig lernen für die Klausur (»Bulimie-Lernen«)	• Lehrkräfte setzen Impulse und schaffen Lernräume (Material, Struktur, Aufgaben, Abgleich) • Operatoren und Niveaustufen bauen aufeinander auf, nicht nur in schriftlichen Prüfungen, sondern auch im pflegerischen Handeln. • Reflektiert versus konditioniert • »Auswendig« vs. »Verstehen« • SOL steht für »selbstorganisiertes Lernen« • POL steht für »problemorientiertes Lernen«

Nehmen Sie sich ca. 5 Minuten (in Einzelarbeit oder als Kleingruppe)

Lernjob A: »Wie haben Sie Ihre Schulzeit erlebt?«
Lernjob B: »Notieren Sie unbekannte Begriffe und fragen Sie diese ggf. nach.«

Lernjob C: *»Stimmen Sie den Aussagen in der Tabelle 2 zu? Wo würden Sie widersprechen?«*

Lernjob D: *»Was setzen Sie hiervon bereits um?«*

Ihre Lehrkräfte schaffen einen geschützten Raum zur Erprobung im Klassen- und Demoraum bzw. Skills-Lab sowie Austauschmöglichkeiten in der Klasse von Erfahrungen. Im Kontrast zur allgemeinbildenden Schule wird von Ihnen zunehmend eine Selbstorganisation erwartet. Dieser Unterschied ist vielen Schülerinnen und Schülern anfangs oft nicht bewusst, sodass sie bewährte Strategien (»Bulimie-Lernen«) weiterhin anwenden. In Einzelfällen kann diese Strategie einem »über die Runden« helfen, spätestens zur Mitte Ihrer Ausbildungszeit und vor allem vor den Prüfungen wird Ihnen diese »Strategie« nicht mehr hilfreich sein! Nehmen Sie sich die Zeit zur Vor- und Nachbereitung, erarbeiten Sie aktiv, z. B. einen Abschnitt bewusst, anstatt ein Kapitels oberflächlich.

Fordern Sie Methodenblätter[2] von Ihren Lehrkräften ein, die Ihnen eine Arbeitsstruktur geben!

1.2.2   Lernjob 2: Exkurs Lernen: Gehirn und Gedächtnis

Auf einer allgemeinen und an dieser Stelle nicht zu vertiefenden Ebene ist grundlegendes Wissen darüber, wie »Lernen und Gehirn« funktionieren, wesentlich im Sinne einer erfolgreichen Ausbildung.

Lernjob A: Vervollständigen Sie den Lückentext

Sinnesorgane – Kurzzeit-/Arbeits- und Langzeitgedächtnis – »emotionales« – Ebenen, Lappen und Schichten – Vermittler – Amygdala

»Das Gehirn besteht aus mehreren_____, zwei verbunden Hälften. Diese Hälften haben unterschiedliche Aufgaben in der »Steuerung« des Körpers. Man unterscheidet grob in das _____. Die Wahrnehmung der Umwelt erfolgt über die _____ (Lesen/Sehen, Hören, Fühlen). Lernen erfolgt auf verschiedenen Ebenen, am stärksten und effektivsten ist_____Lernen, d. h. Interesse am Lernthema/Lerngegenstand. Viele Themen sind bereits bekannt, neues Wissen knüpft bzw. dockt an dieses Vorwissen an und wird weiter miteinander verschachtelt, es entstehen dadurch neue Verknüpfungen. Je stärker Bezüge untereinander hergestellt werden, desto effektiver die Verknüpfung. Als _____ zwischen Kurz- und Langzeitgedächtnis fungiert der Hippocampus als Teil des limbischen Systems, hier sitzt auch die _____, das »Angstzentrum« des Körpers. Stress und Angst behindern das Lernen.

---

2   http://methodenpool.uni-koeln.de/frameset_uebersicht.htm

Lernjob B: Meine Lernstrategien- und Lerntypen-Test

Es stehen online und wahrscheinlich auch in Ihrer Schule Lerntypen-Tests bereit, die Sie zur Selbstanalyse nutzen können. Auch wenn der Begriff des »Lerntyps« als veraltet angesehen wird, veranschaulicht er symbolisch nachvollziehbar die Effektivität sich ergänzender Lernprozesse. Welchem »Typ« würden Sie sich zuordnen?[3]

Je nach Quelle sind folgende Erinnerungsfaktoren im Diskurs:

- Lernstoff wird gehört = ca. 20 % Erinnerungsquote
- Lernstoff wird gesehen = ca. 30 % Erinnerungsquote
- Lernstoff wird gesehen und gehört = ca. 50 % Erinnerungsquote
- Lernstoff wird gesehen, gehört und diskutiert = ca. 70 % Erinnerungs-quote
- Lernstoff wird gesehen, gehört, diskutiert und selbst umgesetzt = ca. 90 % Erinnerungsquote

Lernjob C: Ihre Lernbiografie

Sie haben bereits eine eigene Lernbiografie! Was hat sich bewährt? Sind Sie mehr der Gruppentyp, sehen und hören Sie Podcasts und Dokumentationen, diskutieren Sie mit Mitschülerinnen und Mitschülern oder reicht es, wenn Sie zu einem Thema etwas lesen und es für sich in eigenen Worten zusammenfassen? Erstellen Sie MindMaps? (…). Notieren Sie Ihre bewährten Strategien und welche Bereiche ausbaufähig sind.

1.2.3 Infoblatt 1: Organisationstipps für Auszubildende

 Merke!

- Achten Sie auf eine ruhige, stress- und angstfreie Lernumgebung. Angst kann z. B. ein kompliziertes Thema oder ein zu spätes Lernen machen.
- Überlegen Sie, welches Vorwissen Sie bereits haben und wie das neue Thema dazu passt.
  »Meine Oma hat Diabetes, sie muss immer auf XYZ achten, weil…«

Allgemeine, aber bewährte Strategien:

- Pünktlichkeit
- Beschriften und Abheften von Unterlagen

---

3 https://plakos-akademie.de/lerntypentest-kostenloser-schnelltest/ (Stand: 16.01.2023)

- Sortieren der Unterrichte nach einem Lernfeld, einer CE, Lehrkraft, Thema
- Keine lose Blattsammlung!
- Spätestens am Wochenende sich ca. 30 Minuten Zeit nehmen, die Woche zu reflektieren:
  Was war wichtig? Gibt es Absprachen, Fristen, Termine?
- Pausen – Schlafenszeit – Ausgleich schaffen – Lernzeiten – Portionierung des Stoffes
- Entspannungsübungen durchführen (Typabhängig)
- Autogenes Training
- 5 Min. Atemmeditation
- Sport/Bewegung/Yoga
- Musik, Ablenkung, Freunde besuchen
- Zeichnen/kreatives Schreiben
- Progressive Muskelentspannung

Arbeitsplatz und Lernorganisation

- aufgeräumte Tischplatte
- nur aktuell relevantes auf dem Schreibtisch
- leise und eher neutrale Musik im Hintergrund
- keine Ablenkung oder Störquellen: Je nach individuellem Rhythmus:
- 45–60 Min. lernen – 30 Min. Pause – 30 Min. lernen – 15 Min. Pause// Dann Schluss!
- Ruhe (Handy auf lautlos, Familie um Ruhe bitten, keine unnötigen Störungen)
- Tageslicht nutzen, so wenig künstliches Licht wie möglich
- Wasserflasche bzw. Glas mit Tee bereithalten (vgl. Prüfung)
- »Motiviert sein« Tages-Ziele (SMART-Formel) formulieren

Digitale und analoge Vorbereitung

- Daten mind. 1 x wöchentlich sichern auf externer Festplatte; USB-Stick; Cloud …
- Word: So einstellen, dass alle 10 Minuten gespeichert wird. Es gibt kaum etwas Ärgerlicheres als Datenverlust nach einer intensiven Stunde Arbeit.

Prüfungsvorbereitung allgemein

- Persönliche Vorbereitung:
- Ausgeruht und ausgeschlafen sein
- Je nach Prüfung/Thema: vier Wochen Vorbereitung einplanen. Besser fünf, da es immer wieder zu ungeplanten Störungen kommen wird.
- Kein Traubenzucker oder Energy Drink am Anfang der Prüfung einnehmen. Nach einem »Energieschub« folgt schnell die Abflachung des Blutzuckerspiegels, zum Stress der Prüfung kommt dann noch das Koffein hinzu. Wenn überhaupt, im letzten Viertel der Prüfung.

- Wasser oder Tee bereithalten; besser ein gut belegtes Vollkornbrot als Toast mit Nutella. Letzteres nach der überstandenen Prüfung als Belohnung.
- Kein »leerer Magen«.
- Ersatzstift und Papier bereithalten.

Bei Klausuren:

- Erst alle Fragen überfliegen und mit den Fragen anfangen, die Sie sicher und schnell beantworten können. Danach die, welche voraussichtlich mehr Zeit in Anspruch nehmen.
- Die Fragestellung komplett lesen: *Was ist die Frage, was wird gefordert? Welche Antwort passt? Häufig werden Fragen nur zur Hälfte gelesen, bis ein bekanntes Wort auftaucht. Dann wird zu diesem Signalwort alles hingeschrieben, was einem bekannt ist. Die Gefahr besteht, dass die Antwort damit am Thema der Fragestellung vorbei geht!*
- Klausuren: Um Eingrenzung und Wiederholung bitten (legitim).

Schriftliche Prüfung

- Operatoren beachten: Viele Punkte können wegen der falschen Bearbeitung nicht gegeben werden, was für Schüler und Lehrer frustrierend ist. Operatoren sind Impulse, die Ihnen die Tiefe und Länge einer Fragestellung signalisieren. Dies spart viel Zeit und Mühen. Die Operatoren können je nach Bundesland und Schulträger variieren. Orientieren Sie sich an den konkreten Bedeutungen an Ihrer Ausbildungsschule.

1.2.4 Infoblatt 2: Operatoren und ihre Bedeutung

Vermutlich sind Sie mit dem Thema »Operatoren« bereits aus anderen Schulsystemen vertraut. Operatoren sind Signalwörter, die Ihnen den Umfang und Detailgrad einer geforderten Antwort anzeigen. Diese korrekt zu bedienen kann den Unterschied zwischen voller Punktzahl, Teilpunkten und Null-Punkten, sprich, am Thema vorbei, bedeuten.

Die nachfolgenden Beispiele in der Tabelle (▶ Tab. 3) sind verwendete Operatoren aus Klausuren des Autors und zeigen exemplarisch die Anforderungsbereiche 1-3, sowie mögliche Operatoren aus dem jeweiligen Anforderungs- bzw. Niveaubereich. Obwohl Operatoren einander ähnlich wirken, können sie in ihrer Bedeutung zwischen Schulstufen, Schulformen und Bundesländern sowie zwischen Trägern (Privat/BBS) variieren. Besprechen Sie daher mit Ihren Lehrkräften, was vor Ort für Anforderungen damit verbunden sind. Dies gibt Ihnen und den Lehrkräften Handlungssicherheit!

Literaturtipp: Eine detaillierte Übersicht kann online aus dem »*Arbeitsheft schriftliches Abitur-Übersicht über die Operatoren*« des Ernst Klett Verlages

(2011) entnommen werden Achtung: Hier liegt der Schwerpunkt im Fach Deutsch und Operatoren für das Abitur

Operator und Anforderungsniveau	Beschreibung
Anforderungsbereich I: Reproduktion	»Wissen wiedergeben«
• Nennen Sie (…) • Beschreiben Sie (…) • Fassen Sie zusammen (…)	• Eine Aufzählung, keine Sätze • Worum geht es; ca. 3–5 Sätze • Was sind die Kernaussagen oder Inhalte?
Anforderungsbereich II: Reorganisation	»Wissen auf Situationen übertragen«
• Vergleichen (…) • Erläutern (…) • Erklären (…)	• Unterschiede deutlich machen • Den Sachverhalt präzisieren • Warum ist etwas, wie es ist?
Anforderungsbereich III: Transfer / Problemlösendes Denken / Reflexion	»Mit dem Wissen [neue] Probleme lösen«
• Beurteilen/Bewerten Sie (…) • Nehmen Sie kritisch Stellung zu (…)/Skizzieren Sie eine Alternative (…)	• Wie sehen Sie (!) den Sachverhalt persönlich oder fachlich? • Welche Alternative sehen Sie? Was würden Sie tun?

Tab. 3:
Übersicht Operatoren (eigene Darstellung)

1.2.5 Infoblatt 3: Formales und Prüfungsstrategien

Mündliche Prüfungen

• Atmen, langsam und bewusst
• Bei Unsicherheit oder unklarer Fragestellung sind Rück- und Verständnisfragen legitim und dienen auch der Konkretisierung. (»Meinen Sie das so oder so?«)
• Sollte es zu einem »Black Out« kommen, dann teilen Sie das mit. Nur so können die Prüfer/innen darauf eingehen.

Formale Kriterien und bewährte Strategien:

• In PowerPoint und Word die Funktion »zwischenspeichern« auf 5 Minuten setzen.
• Ausarbeitungen:
  Deckblatt mit Namen, Modul/Fach/CE, Datum, Lehrkraft, Abgabedatum.
• Inhaltsverzeichnis und Quellenseite einfügen.
• Seitenzahlen im Dokument einfügen.
• Überschriften

- Schriftgröße 12, Arial oder Times New Roman (falls es keine anderen Vorgaben gibt!).

Kommunikation mit Lehrkräften

- E-Mails: Eine vernünftige Adresse nutzen: sandra-mueller@beispiel.de (nicht: »Fluffypuffy 96«; Iloveyou2005« oder »Kaktusnixe«) *Frage: »Würden Sie diese E-Mails öffnen?«*
- Kontaktzeiten beachten
- E-Mails werden selten nach 23:00 Uhr beantwortet.
- Rückfragen und Absprachen frühzeitig treffen, z. B. bei Ausfall einer Praxisbegleitung und nicht 20 Minuten vorher.

Lernort Praxis/Praxiseinsatz

- Pünktlichkeit
- Anleitung und Anleitungsstunden
- Klassenlehrkräfte/Hauslehrer bei Problemen frühzeitig einbeziehen, z. B. die *Anleitungszeit wird nicht erfüllt oder es werden Tätigkeiten verlangt, die theoretisch noch nicht erarbeitet wurden.*

Lernort Schule/Theorie

- Kommunikation (im Unterricht) *Aufzeigen/sich melden/aussprechen lassen, aktiv mitarbeiten* Software/digitales Arbeiten: Oncoo, Moodle, CNE, Youtube, Thieme App nutzen …
- Pausen machen und diese beachten, in der Pausenzeit etwas anderes machen und nicht z. B. am PC sitzen bleiben, zur Entlastung der Augen.

1.2.6   Infoblatt 4: Zitation und Quellenarbeit

Zitation und Arbeit mit Quellen

Wörtliche Rede oder Sätze, die von einem Medium entnommen werden, müssen als Zitat gekennzeichnet sein. Es gibt verschiedene Zitationsstile, die je nach Disziplin voneinander abweichen, bspw. »APA« und »Harvard«. Grundsätzlich sollte ein Stil ausgewählt und beibehalten werden. Wann immer eine (Fach-)quelle benutzt wird (Kohlhammer, Thieme, etc.) muss diese angegeben oder zumindest darauf verwiesen werden:

- »Das ist ein Zitat « (Autor, Jahr, Titel, ggf. Seitenzahl, Verlag)
- »Satire scheint eine durchaus negative Sache. […] Die Satire beißt, lacht, pfeift und trommelt […] gegen alles, was stockt und träge ist.«(Müller (2012): Über die Heiterkeit. S. 15 f. Beispielverlag Köln. 2.Auflage)

Dazu zählen:

- Medien (Youtube oder Internetforen)
- (Fach-) Bücher
- Internet allgemein (Vorsicht!)
- Zeitschriftenartikel, Podcasts

Es ist möglich, per Fußnote oder Endnote zu zitieren bzw. die Quelle direkt im Fließtext anzugeben. Beachten Sie hier die spezifischen Vorgaben Ihres Ausbildungsträgers. Allgemein anerkannte Zitationsmuster, die jedoch vom Zitationsstil vor Ort abweichen können, finden Sie in der folgenden Tabelle (▶ Tab. 4) (fiktive Beispiele):

Tab. 4: Zitationsbeispiele (eigene Zusammenstellung)

Bücher

Name/Vorname	Jahr	Titel	Ggf. Seitenzahl	Auflage	Verlag
Müller, Gerd	(2005):	Generalistik für Anfänger	–	2.	Hof

Internet-Artikel

Autor/Hrsg.	Titel	Internetadresse	Datum des letzten Zugriffs		
Hanel, Karin (2022):	Pflegegeld	www.pflege-schmidt.de/News	Stand/Abrufdatum: 21.02.2022; 15:00 Uhr		

Zeitschriftenartikel

Autor: Name/Vorname (Jahr):	Titel des Artikels	In: Titel der Zeitschrift:	Ausgabe/Jahr/Seiten/Verlag		
Reising, Jan-Erik (2010):	Lachen im Alter	In: Pflegenews	3/2021, 55–57. Aurich		

Leider gibt es Auszubildende, die in der Wahl der Quellen unkritisch und schnell agieren. Auch Ausbilder/innen wissen, dass gerne der einfache Weg eingeschlagen wird und die ersten vier Ergebnisse der Suchmaschine kopiert werden. Das ist dann sowohl ein Plagiat (ohne Quelle) oder korrekte Zitation in »« (Anführungszeichen) und zeigt, dass sich inhaltlich/fachlich nicht damit auseinandergesetzt wurde!

Beispiele für valide Quellen:

- Intranet oder Pflegestandards der Ausbildungsträger in Theorie und Praxis
- Verlage (Kohlhammer, Thieme etc.)

- Medline: http://www.medline.de/
- Deutsche Zentralbibliothek für Medizin: http://www.zbmed.de/
- WISE: http://www.dip.de
- Carelit: www.carelit.de
- Materialien aus Ihrer Pflegeschule

Vorsicht bei diesen Quellen

- www.wikipedia.de
  Keine gesicherten Inhalte, nicht auf dem neuesten Stand, wird von jedem editiert!
- www.netdoktor.de
  Nur unzureichende Inhalte, oberflächlich, aber zum Einlesen in Ordnung.
- Apotheken-Umschau
  Inhalte sind teilweise oberflächlich, aber zum Einlesen in Ordnung.
- Grin-Verlag
  Ein Eigenverlag, jeder und jede, der/die sich berufen fühlt, kann hier Bücher, Hausarbeiten etc. hochladen.
- Lern-APPs
  Diese sind oft recht einfach und oberflächlich gehalten, nur zum Einlesen in ein Thema in Ordnung!

Methoden, Arbeits- und Lerntechniken

Haben Sie sich für eine Quelle entschieden und liegt eine Fragestellung vor, z. B., welche Risikofaktoren für Stürze lassen sich aus dem Fallbeispiel entnehmen, ist der nächste Schritt das weitere Erschließen der Quelle. Hierfür bieten sich an:

- Arbeitsplan anfertigen
- Textarbeit: Überblick gewinnen gezielt lesen und Notizen machen
- »W-Fragen«: Wer? – Was? – Wann? – Wo? – Warum? – Wie? – Wozu?
- Arbeitshilfen Visualisierungsstrategien z. B.: Schaubilder, Grafiken und Tabellen
- MindMaps und Zusammenfassungen
- Lernmaterial sichten und einteilen
- Überschriften markieren

1.2.7 Infoblatt 5: Word und PowerPoint nutzen

Der Umgang mit Word, Excel und PowerPoint ist nicht für alle selbstverständlich. Über gängige Suchmaschinen können Sie Tutorial-Videos auf Youtube bzw. direkt auf der Microsoft-Webseite (Schnell-) Anleitungen erhalten, um Dokumente bzw. Präsentationen zu erstellen. Da Excel als Tabellenkalkulator in der Pflege eher wenig Raum in der schulischen

Ausbildung einnimmt, wird an dieser Stelle darauf nicht weiter eingegangen. Die QR Codes unten verlinken Sie direkt auf entsprechende Tutorials vom Hersteller.

Tipps für Word!

Man braucht keine Angst vor den Programmen oder etwas Neuem zu haben. Anfänglich wirken die vielen Funktionen und Buttons »erschlagend«, aber mit der Zeit und zunehmender Übung fällt der Umgang mit den Programmen immer leichter, und auch die Grundfunktionen können einem beruflich und privat das Leben erleichtern. Die unterschiedlichen Versionen sind auch für Schüler/innen, Azubis etc. zu günstigeren Konditionen zu erwerben. Auch »OpenOffice« kann eine Alternative zur Textverarbeitung und Gestaltung sein.

- Unter dem Reiter »Einfügen« verbirgt sich z. B. die Möglichkeit, Seitenzahlen oder ein Deckblatt einzufügen.
- Auch eine Kopf- oder Fußzeile kann hier erstellt werden.
- Unter »Layout« kann das Format (DinA4 oder DinA5; Quer- oder Hochformat) gewählt werden.
- »Referenzen« wiederum enthält den Button, um Fußnoten oder Endnoten einzufügen.
- »Überprüfen« bietet den Editor an, mit dessen Hilfe man das Dokument auf Rechtschreibung und Fehler hin überprüfen kann.

Tipps für PowerPoint!

- Sie können aus vielen vorgefertigten Designs wählen.
- Mit der Taste »F5« starten Sie die Präsentation.
- Unter »Drucken« können Sie die Präsentation drucken, auch mit Notizenseiten.
- Foliennummer – Datum/Uhrzeit – Kopf- und Fußzeile
- Klicken Sie links auf die Starfolie, können Sie neue Folien hinzufügen und das Design anpassen.

Abb. 1:
Erstellen einer Präsentation in PowerPoint, https://support. microsoft.com/de-de/ office/erstellen-einer-pr%C3%A4sentation-in-powerpoint-422250 f8-5721-4cea-92cc-202 fa7b89617

Abb. 2:
Erstellen eines
Dokuments in Word,
https://support.
microsoft.com/de-de/
office/erstellen-eines-
dokuments-28508
ada-9a3c-4333-a17b-
cb29723eb64c

1.2.8 Infoblatt 6: Dokumentationspflichten

Pflegedokumentation – Die eigene Versicherung im Ernstfall

Die Wichtigkeit der Dokumentation kann während und nach der Ausbildung nicht genug betont werden. Neben diesem schriftlichen Nachweis, Leistungen erbracht, Auffälligkeiten beobachtet und geeignete Maßnahmen ergriffen zu haben, ist die Pflegedokumentation die Grundlage jeder Übergabe und daher eng mit der Pflegeplanung verbunden. Eine Dokumentation steht unter dem Motto »Aktenwahrheit und Aktenklarheit«. Gemeint ist, dass auch Jahre später auf eine Dokumentation zurückgegriffen werden kann. Eine unvollständige Dokumentation kann nicht nur im Nachhinein problematisch sein, sondern bei Fälschung erhebliche rechtliche Schritte nach sich ziehen. Häufig wird dem Druck, umfassend und kontinuierlich für die Einrichtung und Prüfinstanzen wie MDK, Heimaufsicht etc. zu dokumentieren, in der Praxis unzureichend nachgekommen.

Die Gefahr einer unvollständigen Dokumentation:
Unvollständige Dokumentationen sind erheblich angreifbar und können zudem zu unzureichender pflegerischer Versorgung führen. Eine Dokumentation stellt eine »Urkunde« dar, das bedeutet »Aktenwahrheit und Aktenklarheit«. Ärgerlich, aber noch harmlose Patzer sind:

• Verpasste Termine
• Unkoordinierte Versorgung
• Begünstigen die Entstehung von Problemen durch fehlende Weitergabe relevanter Beobachtungen.
• Einfuhrbeschränkungen können nicht eingehalten werden.
• Mindesttrinkmenge kann nicht nachvollzogen werden (Bilanzierung).
• Ernährungsprotokolle bei Mangelernährung können nicht nachgewiesen werden.

Die Gefahr einer falschen oder gar gefälschten (!) Dokumentation:
Schwerwiegender als eine unvollständige Dokumentation die ggf. noch rückwirkend nachvollzogen, erklärt und begründet werden kann, ist die Eintragung bewusst falscher Informationen. Vorgesetzte und Kollegen fordern in der Praxis schnell dazu auf, »mal eben« etwas nachzutragen.

Beliebte Sätze sind:

• *»Sie trinkt das Glas ja noch aus, trag das doch schon mal ein.«*
• *»Wenn (WBL, PDL) das sieht, gibt's wieder Ärger.«*

28

- *»Du musst als Fachkraft jeden Tag einen Eintrag machen.«*
- *»Der MDK kontrolliert das, und wenn was fehlt, wird ein Schuldiger gesucht.«*
- *»Hat der Dienst vor uns vergessen einzutragen, mach du das mal schnell.«*

Noch einmal in aller Deutlichkeit: Wer etwas dokumentiert und elektronisch oder handschriftlich mit Namen oder Kürzel *UNTERSCHREIBT*, hat damit neben dem Sachverhalt in einem gültigen Dokument parallel dessen Richtigkeit angegeben. Urkundenfälschung ist kein Kavaliersdelikt und strafrechtlich relevant. Korrekturen müssen immer mit Namen, Datum und Begründung versehen sein, z. B. »falscher Patient« oder ein Wert.

Rechtliche Grundlagen und Verweise (Auszug): *Sozialgesetzbuch (SGB) XI (Soziale Pflegeversicherung)* §

- Strafgesetzbuch (StGB), Bsp. § 267 Urkundenfälschung; § 263 Abrechnungsbetrug
- Bürgerliches Gesetzbuch (BGB): Zivilrecht
- SGB V = Sozialgesetzbuch 5. Buch, Gesetzliche Krankenversicherung

Der MD [Ab 2021 »Medizinischer Dienst«, Alt: MDK] ist nach § 104 SGB XI ermächtigt, von den Leistungserbringern – d. h. den Einrichtungen – im Rahmen einer Qualitätsprüfung nach §§ 112, 114 SGB XI die Pflegedokumentationen einzusehen.

Beispiel: Die Pflegeleistungen sind abgehakt, die letzte ist mit 12:00 Uhr angegeben. *Problem:* Der Empfänger ist bereits gegen 10 Uhr verstorben. Abrechnungsfehler mögen die Kassen nicht.

Beispiel: Eine Bewohnerin wird ins Krankenhaus eingewiesen. Der Dokumentationsbogen sagt aus, dass sie bereits 800 ml getrunken hat und auch die vergangenen Tage über 1,4 Liter getrunken hat. Die ärztliche Diagnose Exsikkose ist vernichtend.

Beispiel: Eine Kollegin bittet darum, für sie einen Bewohner im Leistungsprofil abzuhaken. *Problem:* Sind die Leistungen wirklich erbracht worden? Aus der Dokumentation liest sich der Sachverhalt später so, als habe man selbst die Pflege durchgeführt. Pflegefehler (Hatte der Bew. gestern schon ein gerötetes Steißbein? War die Druckstelle schon da? Wie war der Allgemeinzustand in ihrem Dienst?) können mit dem Argument, nur stellvertretend abgehakt zu haben, schlecht nachvollzogen werden und können als Ausrede ausgelegt werden. Wenn die Kollegin dann noch der Schilderung widerspricht, kommen die Probleme erst richtig ins Rollen. Von Abmahnung bis Kündigung ist alles drin.

Beispiel: Die PK wird angewiesen, eine Reihe von fehlenden Einträgen von Pflegeleistungen vergangener Schichten nachzutragen mit der Begründung, an einigen dieser Tage selbst Dienst gehabt zu haben. Bei Prüfung durch die PK stellt sich raus, dass die fehlenden Einträge teilweise von der Gegenschicht fehlen, die Pflegekraft die betreffenden Bewohner gar nicht versorgt hat oder an einigen der aufgeführten Tage gar nicht in der Einrichtung war.

»Ist doch nicht so schlimm, oder?«

Perspektivwechsel: Ein Bewohner der Einrichtung verstirbt, es kommen Zweifel an der Versorgung auf. Die Staatsanwaltschaft ermittelt wegen des Verdachts einer Straftat. Unterlassene Hilfeleistung, vielleicht sogar Mord. Eine sorgfältige Dokumentation dient dem haftungsrechtlichen Selbstschutz. Von da an, auf das obige Beispiel bezogen: Die Überprüfung des Dienstplanes und der Arbeitszeiten ergibt, dass die Fachkraft Leistungen unterzeichnet hat, die entweder durch andere erbracht oder nachweislich gar nicht erbracht worden sind. Die Einrichtung kann und wird die Verantwortung der Fachkraft übertragen. *Merke!* Nur das eintragen, was man gemacht und/oder von anderen überprüft hat und das man verantworten kann.

Praktische Stilblüten … wie man besser nicht formuliert

Im Alltagsstress unterlaufen gerne kleinere Dokumentationsfehler, wie Rechtschreibung und Grammatik, aber auch größere Brocken, wie umgangssprachliches Formulieren, das Setzen auf vermeintlich bekannte Abkürzungen und auch die fehlende kritische Überprüfung dessen, was man geschrieben hat, bevor man es abheftet oder speichert. Teilweise haben die nun beispielhaft aufgeführten Auszüge aus Dokumentationen humoristische Züge, andere erfüllen die Funktion als abschreckendes Beispiel.
Anmerkung: Die Auszüge sind im Original (Sic!) übernommen und enthalten daher Sinnfehler sowie Fehler in Grammatik, Rechtschreibung und sind teilweise umgangssprachlich, die zu Demonstrationszwecken beibehalten wurden. Welche »Stilblüten« sind Ihnen schon begegnet?

Beobachtung: Grundpflege durchgeführt nach einkoten
Reaktion: Bew. riecht wieder gut
Anmerkung: Besser wäre »Fühlt sich wieder gepflegt/wohl nach eigener Aussage« oder »Intimpflege nach Ausscheiden durchführt«

Beobachtung: Bew. äußerte Angst, dass er Angst vor Schmerzen beim Tod hat
Reaktion: Ihm wurde zugesichert, man werde dafür sorgen, dass er beim Tod keine Schmerzen haben wird.
Ergebnis: Bedankte sich dafür
Anmerkung: *Sehr unglücklich formuliert, da missverständlich.*

Beobachtung: Zähne putzen
Reaktion: Zähne wurden gefegt [gepflegt]
Ergebnis: –

Beobachtung: Wundversorgung
Reaktion: Ich hab sie den Verband gewexelt
Ergebnis:

Beobachtung: Eintrag in einer Pflegeplanung
Reaktion: VÜ GP PK [Abkürzung in Fachsprache]
Ergebnis: *[Besser voll ausformulieren: »Vollständige Übernahme der Grundpflege durch Pflegekraft«]*

Worauf man achten sollte:

- Rechtschreibung und Grammatik beachten, ggf. Formulierungshilfen verwenden.
- Die Arbeit von Kolleginnen und Kollegen insofern kontrollieren, als dass man sie mit gutem Gewissen eintragen kann – besser noch, ergänzen um die Formulierung: I. A. (Im Auftrag von)
- Nachtragungen nur durch Wohnbereichsleitung und Pflegedienstleitung vornehmen lassen. Diese können zwar delegieren, sind aber für die Richtigkeit verantwortlich neben der Person, die auf Anweisung hin einträgt.
- Falsche oder gar gefälschte Dokumentationen hebeln den haftungsrechtlichen Selbstschutz aus und machen angreifbar.
- Ehrlich sein und bleiben: Wir sind alle »nur« Menschen.
- Gemachte Fehler ansprechen und zugeben. Natürlich kann das Konsequenzen haben. Fehlerhaftes Arbeiten wird mindestens eine verbale Ermahnung nach sich ziehen, zeigt aber auch, dass man seine Arbeit ernst, ehrlich und integer verrichtet. Kommt aber am Ende eine Lügenkette hervor, werden diese Konsequenzen weitaus schlimmer sein.

1.2.9 Lernjob 3: Dokumentation

Aufgabe 1: Lesen und vergleichen Sie bitte die nachfolgenden Einträge in der Pflegedokumentation. Anmerkung: Dokumentationseintrag 1 ist bewusst als kritischer Kontrast ausgestaltet. Tipp: Beachten Sie die Rechtschreibung, Fach- bzw. Umgangssprache, Detailgrad ...

112
...

Eintrag 1

Die Agnes hat heute wieder viel gekligelt. Das ging dem Team echt auf die Nerven. Wir sind dann hin und haben gefragt, was los ist. Sie meinte, am Bein wäre was geschwollen und gerötet. Ich glaube, es ist einfach eine Allergie auf eine der vielen Salben oder ein Mückenstichl. Sie wollte das der Hausarzt kommt, aber ich glaube, wir beobachten das erstmal ein paar Tage. Der hat auch besseres zu tun, und Oma Agnes ist ja auch so eine Hypochondrin, dass kennen wir ja. Ich hab ihr dann die Klingel abgeschaltet und den Fernseher an, auf Arte lief eine Sendung über die Tigermücke, die wohl auch jetzt hier lebt. Ekliges kleines Ding das viele Krankheiten überträgt. LG Euer Frühdienst.

Eintrag 2

Frau Agnes Müller klingelte gegen 10 Uhr nach der PK. PK betrat das Zimmer, Frau M. saß im Badezimmer und war dabei, sich anzuziehen. Sie zeigte PK eine ca. 50 Cent große, geschwollene Rötung auf dem linken Oberschenkel. Frau M. wirkte besorgt auf PK. Auf Nachfrage gab Sie an, keine Schmerzen zu haben, aber ein leichtes Jucken zu spüren. Laut Mediplan hat Sie in der AVO Fenistil-Gel als Bedarfsmedikation. Die Stelle wurde eingerieben und mit einem Kühlelement bedeckt. Ich habe ein Foto mit der Pflegekamera gemacht und Dr. Johnson um eine Visite gebeten, da wir den Verdacht auf einen Insektenstich haben und Frau Müller zu allergischen Reaktionen neigt. Sie bedankte sich bei PK und wird sich bei einer Veränderung melden.
Andrea Sander, PFK, Freitag, 20.01.2023; 11:00 Uhr

Impuls: Achten Sie auf die W-Fragen, Rechtschreibung, Grammatik, Objektivität, Wertfreie, sachliche Wiedergabe. Notieren Sie, was sie gut bzw. schlecht finden. Begründen Sie!

	Ich finde gut…	Das finde ich schlecht, weil…
Eintrag 1:		
Eintrag 2:		

1.3 Klausurvorlagen/Tests

1.3.1 Ausbildungsstart – Pflegefachfrau/ Pflegefachmann werden

Datum _____   Name/Vorname_____
Klasse _____   Lehrkraft _____

Herzlichen Glückwunsch! Sie haben die ersten Schritte in Ihrer Ausbildung zur Pflegefachkraft in den vergangenen Wochen und Monaten getan. Jetzt ist es Zeit für eine subjektive/objektive Rückschau, um die weiteren Schritte zu planen. *Anmerkung:* Sie können auch ein Extrablatt verwenden.

Aufgabe 1: Wie unterscheiden Sie »professionelle Pflege« von »Laienpflege«?

(___/4P)

Aufgabe 2: Nennen Sie zwei (2) mögliche Vor- und Nachteile der Generalistik!

Vorteile:
1.)
2.)
Nachteile:
1.)
2.)

(___/2P)

Aufgabe 3: Unterscheiden Sie ambulante und stationäre Pflege voneinander!

Ambulante Pflege:

Stationäre Pflege:

(___/2P)

Aufgabe 4: Lesen und bewerten Sie die Schilderung Ihrer Mitschülerin Laila:

»Du, ich hatte gestern Spätdienst und da war was los! Mein Patient, Herr Teki, wollte seine Tabletten nicht nehmen, er meinte, darüber würde er selbst bestimmen, ob er die nimmt. Dabei erinnert er mich so an meinen Opa mit seinen 73 Jahren, dass ich angefangen hab mit ihm zu diskutieren, warum er die nehmen soll. Da ist er so wütend geworden, dass er zur Toilette musste! Ich wollte ihm helfen, schließlich bin ich ja Auszubildende, aber er wurde rot und hat nach einem Mann gefragt. Dabei könnte ich doch fast seine Enkelin sein. Weil ich

33

Angst hatte, dass er stürzt, habe ich ihm dann den Rollator weggenommen, damit er nicht aufsteht- er ist so wackelig auf den Beinen. Ich habe es nur gut gemeint und das auch so im Computer dokumentiert. Dann kam Jan, mein Praxisbegleiter dazu. Morgen will er mal lange mit mir reden. Was meinst du? Habe ich was falsch gemacht …?«

(___/6 P)

Tipp: Achten Sie auf die Signalwörter: Religiöse & kulturelle Gewohnheiten – Geschlechtssensible Pflege – Datenschutz/Verschwiegenheit – Patientensicherheit – Selbstbestimmungsrecht – Nähe Distanz – Dokumentation

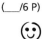

(___/6 P)

Aufgabe 5: Sie hören den Satz: »Pflegen kann jede/r!« Kommentieren Sie diese Aussage kritisch!

Gutes Gelingen!

Maximale Punkte:	Davon erreicht:	Note:	HZ Lehrkraft
20	_____ (In %_____)		

Möglicher Erwartungshorizont

Aufgabe 1: Wie unterscheiden Sie »professionelle Pflege« von »Laienpflege«?

- »Professionelle Pflege« ist wissensbasiert, das heißt, evidenzbasiert. Die Pflegekraft hat es strukturiert gelernt und das Wissen wurde geprüft, es entspricht dem aktuellen Forschungsstand. Die Pflegekraft kann fachlich begründen, was Sie aus welchem Grund durchführt.
- »Laienpflege« basiert in der Regel auf Erfahrungswissen »das haben wir schon immer so gemacht« und kann sowohl veraltet sein als auch gefährlich, da sich verändernde Umstände nicht berücksichtigt werden können.

Aufgabe 2: Nennen Sie zwei (2) mögliche Vor- und Nachteile der Generalistik!

- Vorteil 1: Zusammenwachsen dreier Berufsgruppen zu einer Gruppe.
- Vorteil 2: Breiteres Wissensspektrum der Pflegekräfte.
- Nachteil 1: Sorge davor, dass bereichsspezifisches Wissen untergehen könnte.
- Nachteil 2: Die neue Ausbildung muss sich »beweisen«.

Aufgabe 3: Unterscheiden Sie ambulante und stationäre Pflege voneinander!

- Ambulante Pflege findet bei den zu Pflegenden zu Hause statt (vertraute Umgebung).
  Problem: Es kann baulich bedingt zu Problemen kommen, man ist oft allein unterwegs.

- Stationäre (Langzeit-)Pflege findet in Altenheimen statt, mehrere Pflegekräfte sind für Wohnbereiche/Flure zuständig.

Aufgabe 4: Lesen und bewerten Sie die Schilderung Ihrer Mitschülerin Laila: Ich sehe einige Punkte kritisch:

- Sie hat den Namen des Patienten und sein Alter genannt.
- *Sie hätte dies anonymisieren müssen (Ein Patient).*
- Er erinnert Laila an ihren Opa.
- *Nähe und Distanz sind ein kompliziertes Wechselspiel. Auch wenn er sie an ihn erinnert, muss sie sich das bewusst machen und die nötige Distanz (emotional) wiederherstellen.*
- Sie wollte ihn zur Toilette begleiten.
- *Das Angebot selbst ist legitim, aber es wird deutlich, dass er dies aus Scham/ Altersgründen ablehnt. Sie hätte einen Kollegen rufen müssen.*
- Um ihn zu »schützen«, hat sie ihm den Rollator weggenommen.
- *Das allein stellt eine Sturzgefahr dar und vielleicht sogar Freiheitsberaubung.*
- Sie diskutiert mit ihm über die Einnahme der Tabletten.
- Es ist legitim, Pro- und Kontra einer Nichteinnahme anzusprechen. Aber ein Nein ist ein Nein.
- Sie hat ihre »gute Absicht« im Computer dokumentiert.
- Es ist nicht klar, was Laila genau dokumentiert hat. Es gelten die Grundsätze:
- *Sachlich – objektiv – orientiert an den W-Fragen – wahrheitsgemäß – präzise – knapp*

Aufgabe 5: Sie hören den Satz: »Pflegen kann jede/r!« Kommentieren Sie diese Aussage kritisch!

- Eine polemische Falschaussage! Es kann eben nicht jede/r in die Pflege, da es fachlich und zwischenmenschlich passen muss für den Beruf. Pauschal zu rufen »Schüler, Migranten, arbeitslose etc. […]« in die Pflege wird weder den Menschen noch der Zielgruppe gerecht.

1.3.2   Fallbesprechung: Frau Behrens

Datum _____   Name/Vorname_____
Klasse _____   Lehrkraft _____

Handlungssituation: *Sie bekommen eine Neuaufnahme: Frau Behrens, 76 Jahre alt, Pflegegrad 2. Sie wirkt orientiert und im Aufnahmegespräch äußert sie Probleme mit der Verdauung. Die Tochter ergänzt, dass ihre Mutter »zu wenig« trinke. Auch klagt Frau Behrens zeitweise über Verstopfung. Als sie von der Toilette wiederkommt, fällt auf, dass sie einen schwankenden Gang aufweist. Vor* *allem am Morgen nach der Medikamenteneinnahme sei dies so, lt. Tochter. Sie nehmen sich vor, Frau Behrens während der nächsten Tage genauer zu beobachten. Am liebsten trägt sie nur Socken ohne Schuhe, da der flauschige Teppich so schön warmhalte. Hörgeräte und Brille trägt sie in den folgenden Tagen eher selten.*

Aufgabe 1: Definieren Sie den Begriff »Beobachtung«.

(____/2)

Aufgabe 2: Nennen Sie drei kurze Beispiele für gezielte Beobachtung.

(____/3)
1.)
2.)
3.)

Aufgabe 3: Erklären Sie, weshalb Abführmittel nicht länger als drei Tage gegeben werden sollten.

(____/2)

Aufgabe 4: Frau Behrens fragt, was eine Sturzprophylaxe sei »*und was da gemacht wird*«.
Geben Sie Beispiele für *drei mögliche* Prophylaxe-Maßnahmen.

(____/4)
1.)
2.)
3.)

Aufgabe 5: Frau Behrens hat nach einer Kohlfahrt grünlichen Stuhlgang. Wie reagieren Sie?

(____/4)

Aufgabe 6: Bewerten Sie die Aussage einer Kollegin: ||2
»Frau Behrens ist in allen Kategorien (Person-, Umgebung- und Medikamenten-
einnahme)
sturzgefährdet. Die Stürze zu verhindern ist unmöglich!«.

(___/5)

Viel Erfolg! ☺

Maximale Punkte:	Davon erreicht:	Note:	HZ Lehrkraft
20	___ (In %___)		

Möglicher Erwartungshorizont

Aufgabe 1: Definieren Sie den Begriff »Beobachtung«.

* Zielgerichtete, absichtsvolle und bewusste Beobachtung einer Person oder Situation nach formalen Kriterien. Gefahr: Man sieht oder hört etwas auf der Station und kommt zu dem Schluss, dass es nicht wichtig sei, oder man deutet es um als Generalisierung. So wird z. B. das Stöhnen einer demenziell erkrankten Bewohnerin als »normal« gedeutet, obwohl in diesem Fall Schmerzen vorliegen (können).

Aufgabe 2: Nennen Sie drei kurze Beispiele für gezielte Beobachtung.

* Trinkmenge
* Stuhlgang-Frequenz
* Temperaturverlauf
* Bewegungsabläufe

Aufgabe 3: Erklären Sie, weshalb Abführmittel nicht länger als drei Tage gegeben werden sollten.

* Verhärteter Stuhlgang, lange Frequenz auf der Toilette oder weniger als 3 x/Woche; Gewöhnung an die Laxantien.

Aufgabe 4: Frau Behrens fragt, was eine Sturzprophylaxe sei »und was da gemacht wird«. Geben Sie Beispiele für drei mögliche Prophylaxe-Maßnahmen.

* Auf die Hilfsmittel achten (intakt, vollständig, benutzt).
* Aufklärungsgespräch nach Hausstandard.

- Rücksprache mit dem Hausarzt (Medikamente).
- Zimmer auf Stolperfallen (Kabel, Teppiche) überprüfen.

Aufgabe 5: Frau Behrens hat nach einer Kohlfahrt grünlichen Stuhlgang. Wie reagieren sie?

- Ballaststoffe fördern die Darmflora und Bewegung die Peristaltik, ausreichend Flüssigkeit ist wichtig, um Kreislauf und Stoffwechsel zu aktivieren und den Stuhlgang zu fördern. Durch Spinat oder Grünkohl kann sich der Stuhlgang physiologisch verfärben.

Aufgabe 6: Bewerten Sie die Aussage einer Kollegin:

- Die Kollegin kennt die relevanten Bereiche, auf die es zu achten gilt. Sie wirkt allerdings frustriert, da sie meint, »Stürze könne man da nicht verhindern«. Das ist zwar generell richtig, jedoch lassen sich individuell bei Frau Behrens Risiken einschätzen und weitestgehend durch geeignete Maßnahmen reduzieren. Die Aussage, »Stürze könne man nicht verhindern«, ist somit falsch und nah an gefährlicher Pflege.

1.4 Checklisten/Verweise

1.4.1 Exemplarische Literaturtipps

Bundesinstitut für Berufsbildung (Hrsg.) (2020). Fachkommission nach § 53 Pflegeberufegesetz: Rahmenpläne der Fachkommission nach § 53 PflBG. o. O. 2020. 2. Auflage
Fleischer/Fleischer/Monninger (2021). Teamarbeit und berufsgruppenübergreifende Zusammenarbeit. Band 3. Kohlhammer
Henke, Friedhelm (2021). SIS®-Planungshilfe nach Expertenstandards, MDK-Kriterien des neuen BI und Indikatoren der QPR, 2. Auflg. Kohlhammer
Raufelder, Diana; Hoferichter, Frances (2017). Prüfungsangst und Stress. Ursachen, Wirkung und Hilfe. Kohlhammer
Strack, Richard (2019). Grundwortschatz für Pflegeberufe, 12. Auflg. Kohlhammer

1.4.2 Checkliste Ausbildungsstart

- Was sind Ihre offenen Fragen zu »Lernen lernen«?
- Was sollen wir noch mal wiederholen/üben?
- Was brauchen Sie (noch), um optimal arbeiten und lernen zu können?
- Welche Fragen haben Sie hinsichtlich der Praxiseinsätze?

Meine Persönliche Checkliste: Bitte kreuzen Sie in der folgenden Tabelle (► Tab. 5) Ihren Lernstand an:

Meine Vorbereitung	Ja	Nein	Offene Fragen
Mir ist klar, was in der Ausbildung schulisch von mir gefordert wird.	☐	☐	
Ich fühle mich methodisch sicher:			
• Word	☐	☐	
• PowerPoint	☐	☐	
• Methoden (MindMaps, Präsentationstechniken, Arbeits- und Zeitpläne, Lerntechniken, Ordner anlegen und führen)	☐	☐	
Ich habe den Aufbau des Praxisordners/Mappe verstanden.	☐	☐	
Mir ist die Struktur der Generalistischen Pflegeausbildung bekannt.	☐	☐	
Termine (Klausuren, Abgaben) habe ich stets aktuell vorliegen.	☐	☐	
Ich habe mich in die Ausbildungs- und Prüfungsverordnung eingelesen.	☐	☐	
Offene Fragen habe ich notiert bzw. bereits geklärt.	☐	☐	
Ich habe eine Liste mit Kontaktdaten: Mitschüler/innen; Lehrkräfte, Praxisbegleitung, Sekretariat etc.	☐	☐	
Mir sind die Unterschiede zwischen der (alten), traditionell dreigeteilten Ausbildungsform in Alten-, Kranken- und Kinderkrankenpflege sowie der Generalistik bekannt?	☐	☐	
Ich weiß, was ich als Auszubildende/Auszubildender für Tätigkeiten übernehmen darf und welche (noch) nicht.	☐	☐	

Tab. 5:
Lernen lernen (eigene Zusammenstellung)

1.4.3 Checkliste: Rundumblick in der Praxis entwickeln

Themenbereich	Aspekt
Zimmer	• Sieht es nach Regen aus? Dann Fenster zu! • Sind Handtücher, Waschlappen etc. ausreichend vorhanden? • Ist genug saubere Wäsche im Schrank? • Muss evtl. auf dem Wohnbereich etwas gewaschen werden? • Wurde eine Intimpflege nach Ausscheidung durchgeführt – ist Stoßlüften sinnvoll? • Sind Mülleimer geleert? • Hat das Bett sichtbare Flecken? Ist ein Neubezug angebracht? • Sind Zimmer und Badezimmer aufgeräumt?

Tab. 6:
Praxisblick (eigene Zusammenstellung)

Tab. 6:
Praxisblick (eigene Zusammenstellung) – Fortsetzung

Themenbereich	Aspekt
Kolleginnen und Kollegen	• Hat sich jemand krankgemeldet, wissen dies WBL-PDL?
Wohnbereich	• Sind die täglichen Pflichten (Wäschewagen, Müllwagen etc.) erledigt? • Muss der nachfolgende Dienst etwas unbedingt wissen? • Sind alle da, oder ist jemand abgeholt worden?
Neueinzug	• Wer organisiert Hygieneartikel? • Sind Verwaltung und Küche informiert? • Sind die QM-Standards beachtet worden? Anamnese-Bögen der Aufnahme. • Gibt es Besonderheiten beim Essen/Trinken, Allergien, Unverträglichkeiten? • Ist das Zimmer sauber und bezugsfertig? • Weiß die soziale Betreuung davon? • Wurde der Einzug dokumentiert? • Wurden Wertgegenstände erfasst und ggf. gekennzeichnet? • Wurden alle benötigten Hilfsmittel mitgebracht? • Sind Kontaktdaten der Angehörigen aktuell und korrekt? • Sind alle Medikamente vorhanden, muss etwas nachbestellt werden? • Essens-, Trink-, Wunddokumentation im Rahmen der Erstaufnahme? • Sind die ärztlichen Verordnungen aktuell?
Behandlungspflege Entlassungen Besonderheiten Dienstende	• Ist eine Visite akut/anlassbezogen nötig? • Tagestrinkmenge erreicht? müssen Infusionen oder Abführhilfen gegeben werden? • Sind alle wichtigen Absprachen, Ereignisse des Tages, Auffälligkeiten dokumentiert für den nachfolgenden Dienst? • Alle Wunden versorgt, fotografiert, sind Bestellungen erledigt? • Wurden Auffälligkeiten dokumentiert/an PFK weitergegeben? • Wie geht es meinem Umfeld? (Kollegen/Schülern/Praktikanten – m-w-d)

Kapitel 2: CE 02: Zu pflegende Menschen in der Bewegung und Selbstversorgung unterstützen

2.1 (Bildungs-) Ziele/Inhalte/Kompetenzen

Auszug aus der Beschreibung der CE 02 *(Vgl. BIBB, 2020, S. 36 f.)*.

- 02 A Mobilität interaktiv, gesundheitsfördernd und präventiv gestalten
  - Förderung und Erhaltung von Mobilität verbunden mit deren umfassender Bedeutung im Rahmen von Gesundheitsförderung und Prävention (Pflegekräfte und zu Pflegende).
- 02 B Menschen in der Selbstversorgung unterstützen
  - Kompetenzen in der Beobachtung und Unterstützung von Menschen mit unterschiedlichen kulturellen und religiösen Hintergründen, die gesundheits- oder entwicklungsbedingte Einschränkungen in der Selbstversorgung mitbringen (z. B. Körperpflege/Kleiden, Nahrungs- und Flüssigkeitsaufnahme, Ausscheidung, Beobachtung vitaler Funktionen). Die Auszubildenden bereiten sich darauf vor, an der Organisation und Durchführung des Pflegeprozesses und der damit verbundenen digitalen oder analogen Dokumentation mitzuwirken.
  - Begegnung mit Schamgefühlen, mit Körperausscheidungen und Ekel, mit Menschen, die verwirrt oder orientierungslos handeln). In der Bearbeitung solcher Lernsituationen entwickeln sie erste eigene Lösungsansätze, wie sie solchen Situationen begegnen können, und erweitern damit vorbereitend ihr mitgebrachtes Handlungs- und Kommunikationsrepertoire pflegespezifisch.
  - Hygiene und Grundregeln der Infektionsprävention. Gesundheitsförderung und Prävention in Verbindung mit den entsprechenden Aspekten der Bewegungsförderung und -entwicklung.

2.2 Lernsituationen/Diskussionsimpulse

2.2.1 Kommunizieren

»Wo sind meine Schuhe?«

Situation: Frau K., demenziell erkrankt, sucht verzweifelt ihre Schuhe. Ich spreche mit ihr und spiegle ihre Sorgen (Validation; »Die Schuhe sind Ihnen sehr wichtig«). Sie nickt und fragt mich, ob ich wisse, wo sie sind.
Ergebnis: Ich antworte, dass ich die Schuhe nach dem Essen vom Schuster abhole. Frau K. beruhigt sich etwas und in der Zwischenzeit kann ich mich auf die Suche nach den Schuhen machen.

 Merke! Validation steht im Diskurs, aus ethischen und praktischen Gründen. In dieser Situation hat es die beabsichtigte Wirkung erzielt. In den Anfangsstadien einer Demenz kann dies jedoch kontraproduktiv sein und die Verwirrung verstärken bzw. zu Aggression führen.

»Warum sind meine Möbel alle hier?«

Situation: Ich begleite eine Dame, die zur Kurzzeitpflege hier ist, vom Mittagessen zurück in ihr Zimmer. Wir sind beide sichtlich überrascht, als sich im Zimmer plötzlich viele Möbelstücke und persönliche Gegenstände finden. Sie fragt natürlich, was das soll.
Ergebnis: Ich bin selbst davon überrascht und reiche ihr mein Telefon, damit sie dies persönlich mit ihrer Tochter besprechen kann.

 Merke! Angehörige und Leitungsebene sind nicht immer mitteilsam. Bei so etwas am besten den Ball bzw. schwarzen Peter zurückspielen und die Verantwortlichen in die Pflicht nehmen, das zu regeln!

»Nehmen Sie viel von der guten Butter«

Situation: Ich arbeite in der ambulanten Pflege. Während eines Einsatzes wird mir als Helfer eine neue Kundin zugewiesen und ich fahre zu ihr nach Hause. Der Kontakt verläuft freundlich, während sie im Bad ist, soll ich das Frühstück vorbereiten. Sie ruft mehrfach *»Nehmen Sie bitte viel von der guten Butter«*.
Ergebnis: Ich suche mir die Augen wund nach der Marke »Gute Butter« im Kühlschrank und bin irritiert über das schallende Gelächter der Kundin.

 Merke! Unwissen ist keine Schande, drum frage besser nach, wenn du nicht weißt, was gemeint ist. In diesem Fall war es keine Marke, sondern ein Spruch aus der Kriegszeit …

»Die sind echt!«

Situation: Bei der Abendpflege einer neuen Bewohnerin bat ich sie, mir ihre Zahnprothesen zu geben. Meine linke Hand war bereits in Entgegennahme-Position vor ihrem Mund.
Ergebnis: Sie schaute mich entrüstet an und wies mich mit weit geöffnetem Mund darauf hin, dass alle noch echt waren …
Merke! Auch hier gilt, mach dir erst dein eigenes Bild und vertraue nicht immer zu 100 % auf die Korrektheit der Übergabe von Kollegen, denn wir sind alle nur Menschen.

2.2.2 Essen und Trinken

Genug trinken!

Situation: Frühdienst an einem schönen Sommertag! Ich achte darauf, dass »meine« Bewohner im Aufenthaltsbereich regelmäßig trinken. Teilweise dankbar dafür, teilweise ein wenig davon genervt, nehmen sie meine halbstündigen Bitten und Zuprosten zur Kenntnis.
Ergebnis: Später am Tag – Unerwartet verschwimmt mir die Sicht und ich kann mich gerade noch am Tresen festhalten. Ich stabilisiere mich wieder und frage mich, was da gerade passiert ist. Da tippt mich eine Bewohnerin an und grinst breit »Wann haben Sie das letzte Mal etwas getrunken?«. Sie reicht mir ein Glas Saft, das ich unter ihren aufmerksamen und kontrollierenden Augen leere.
Merke! Denke an das Wohlergehen der dir anvertrauten Bewohner, aber auch an dein eigenes Befinden.

2.2.3 Ausscheiden

»Das müssen Sie ja wegmachen!«

Situation: Herr B. Er hatte sich eingestuhlt im Bett. Dies war sehr ungewöhnlich, da er orientiert ist und nur geringe Einschränkungen in der Mobilität hat. Auf die Frage, ob er dies nicht früher bemerkte, antwortete er mit einem deutlichen *»Ja«*. Und fügte hinzu *»Das müssen Sie ja wegmachen!«*. Das Pflegeteam war von dieser offenen Missbilligung überrascht, so hatte er sich noch nie verhalten. Eine Kollegin bemerkte scherzhaft, dass er wohl zu wenig Aufmerksamkeit bekommen hat.
Ergebnis: Die Äußerung war tatsächlich ernst gemeint, da sie als Bezugspflegekraft wusste, dass er selten Besuch bekam und aufgrund seiner Selbstständigkeit deutlich weniger *»bemuttert«* wird. Als wir ihm bewusst mehr Aufmerksamkeit schenkten, kehrte er wieder zu seinem umgänglichen Wesen zurück und bereicherte den Wohnbereich mit viel Lebensfreude.

Merke! Es gibt Zeiten, in denen Pflegekräfte maschinell arbeiten, fixiert auf Abläufe und den Dienstplan. Das kann viele Ursachen haben. Hinterfrage dein eigenes Verhalten von Zeit zu Zeit kritisch, was war gut, was hat dir nicht gefallen und was möchtest du ändern?

2.2.4 Mobilität

Handlungssituation: Herr Zeiske zieht sich vom Seniorensport zurück

Herr Zeiske bezeichnet sich selbst als ein »Rübenacher Urgestein«. Der 72-jährige, ehemalige Kunstlehrer lebt seit 2019 im St. Barbara in Koblenz im betreuten Wohnen. Er gehört zu ihrer Bezugspflegegruppe und hat Pflegegrad 1, ist verwitwet, verfügt jedoch über einen großen Freundes- und Bekanntenkreis. Trotz eines künstlichen Hüftgelenks bewegt er sich schnell und sicher. Herr Zeiske ist gesellig, freundlich und nimmt aktiv Anteil an den Angeboten der Einrichtung. Umso mehr überrascht Sie eine Veränderung in seinen Gewohnheiten. Erst schleichend, dann immer öfter, begann er die Teilnahme ab Dezember 2019 am Seniorensport seines geliebten Turnvereins zunehmend abzulehnen. Vor kurzem freundlich darauf angesprochen, blockte Herr Zeiske mit vagen Argumenten, die stark an Ausflüchte erinnerten, ab. Im Zuge der KBO[1] achten Sie seitdem vermehrt auf Herrn Zeiske. Sie bemerken eine allgemeine Verlangsamung der Bewegungen von Armen und Beinen, er greift mehr aus der Nähe als aus der Ferne nach Gegenständen. Auch im Rahmen der Grundpflege delegiert er Tätigkeiten, wie Zahnpflege oder Haare kämmen, die er sonst ohne Probleme selbst durchgeführt hat, zunehmend an die betreuenden Pflegekräfte. Herr Zeiske selbst wirkt wehmütig, wenn er seine Sportgruppe vom Fenster aus beobachtet, schüttelt bei der Frage nach einer Teilnahme jedoch ablehnend den Kopf. Heute sollte er für ein erhaltenes Paket unterschreiben, und tat dies äußerst langsam und verkrampft. Schließlich ist es überraschend Herr Zeiske, der das Gespräch mit Ihnen sucht. »Wissen Sie, seit einiger Zeit habe ich Probleme mit der Beweglichkeit. Es fühlt sich an, als ob ich langsam versteife. Ich kann seit einiger Zeit meine Arme, Hände und Finger nicht mehr richtig strecken, oder fest zupacken. Das macht mir echt Angst! Ich war doch früher immer so agil und beweglich! Wissen Sie, ob man das irgendwie beeinflussen kann? Das schränkt mich so furchtbar ein …!«. Es wurde eine Fallbesprechung einberufen. Sie als betreuende Pflegekräfte von Herrn Zeiske sollen begründete Vorschläge machen, um eine Verschlechterung seiner Beweglichkeit zu verhindern, Ressourcen zu fordern und zu fördern.

---

1 KBO = Krankenbeobachtung, d. h. was für (physiologische/pathologische) Veränderungen bemerkt die Pflegekraft durch z. B. Beobachtung/Sehen, Riechen, Hören; objektive/subjektive Veränderungen.

1. Welche (fachlichen) Fragen stellen sich Ihnen?
2. Recherchieren Sie, z. B. über *Statista*, wie sich die Bewegungsaktivität von Jugendlichen entwickelt.
3. Wenn Sie an sich selbst denken, würden Sie sich eher als sportlich oder »Couch-Potato« einschätzen? Wagen Sie eine Einschätzung und kreuzen Sie an. Zur Orientierung:
   – 0–2 = Nur Bewegen, wenn es nicht anders geht!
   – 3–6 = Etwas Bewegung ist ok.
   – 6–10 = Gerne!/Sport ist mein Leben.

0	1	2	3	4	5	6	7	8	9	10

112
...
Fragen

Da Beweglichkeit im zunehmenden Alter abnimmt, wird dadurch das Auftreten von Krankheiten und Einschränkungen der Beweglichkeit begünstigt.

4. Was für Folgen leiten Sie für zukünftige Generationen älterer und alter Menschen ab?
5. Halten Sie sich selbst für kontrakturgefährdet?
6. Was sind Ihre bisherigen Erfahrungen mit Kontrakturen?

2.3 Klausurvorlagen/Tests

2.3.1 »Verstärkung vom Wohnbereich II – Kollege Peter Subach«

Datum _____   Name/Vorname_____
Klasse _____   Lehrkraft _____

Handlungssituation: Peter Subach ist als Ersatz für eine erkrankte Kollegin eingesprungen. Gemeinsam mit ihm betreuen Sie in diesem Frühdienst einen Teil des Wohnbereichs »Almenstraße«, wo sie das Zimmer von Frau Kuhl betreten. Frau Kuhl ist zur Kurzzeitpflege in der Einrichtung, 71 Jahre alt, orientiert und erhält 1 l/Sauerstoff pro Stunde durch eine Nasenbrille. Sie kann sich jedoch nur eingeschränkt selbst mobilisieren. Vor dem Bett bemerken Sie eine dunkle Stelle, Frau Kuhl hat sich übergeben. Sie wirkt blass und sehr zornig. »*Endlich! Seit 15 Minuten klingele ich nach Ihnen, aber die scheint nicht zu funktionieren! Ich musste mich vorhin übergeben, mir ist so übel!*«. Während Sie Frau Kuhl beruhigen und versorgen, soll sich Kollege Peter um das Erbrochene kümmern. Sie beobachten während des Wechsels der Sauerstoffbrille seine Arbeit und müssen hier immer wieder in seine Abläufe eingreifen. So reinigt er den Boden zwar, desinfiziert ihn aber erst nach Aufforderung. Im weiteren Verlauf nimmt er seine Uhr mehrfach aus der Tasche seines Kasacks, um nach der Zeit zu schauen, und steckt sie wieder zurück. Hierbei fallen aber einige Handschuhe heraus und auf den Boden. Er möchte diese wieder zurückstecken, bevor Sie ihm das deutlich untersagen. Auf die Bitte, das mitgebrachte Blutdruckmessgerät- und die Manschette nach der Messung zu desinfizieren, reagiert er ebenso überrascht, wie auf Ihre Anweisung, nach Verlassen des Zimmers die Einwirkzeit des Händedesinfektionsmittels zu beachten.

112 *Zu bearbeitende Fragestellungen:*

1. Nehmen Sie Stellung dazu, weshalb der Boden nicht nur gereinigt, sondern auch desinfiziert wird!
   (___/2)
2. Erklären Sie, weshalb eine »Sammlung« von Handschuhen in der Kitteltasche kritisch zu sehen ist!
   (___/ 2)
3. Begründen Sie aus fachlicher Sicht, weshalb Schmuck, z. B. Uhren, während des Dienstes nicht am Handgelenk getragen werden dürfen!
   (___/3)
4. Stellen Sie dar, unter welchen Bedingungen Herr Subach auf seine Uhr schauen kann, ohne hygienische Probleme zu verursachen. Nennen Sie hierbei drei (3) Aspekte!
   (___/3)
5. Was sollte Peter Subach im Anschluss an die Händedesinfektion zur Hautpflege tun?
   Nennen Sie drei (3) Vorschläge!
   (___/3)
6. Beurteilen Sie Herrn Subachs Verhalten bezüglich der Nichtbeachtung der Einwirkzeit.
   Nennen Sie zwei (2) Aspekte!
   (___/2)
7. Erklären Sie, weshalb das Blutdruckmessgerät mit dem Desinfektionsmittel abgerieben wurde, der Schlauch vom Sauerstoffgerät aber entsorgt!
   (___/5)

 Viel Erfolg!

Maximale Punkte:	Davon erreicht:	Note:	HZ Lehrkraft
20	_____ (In %_____)		

Möglicher Erwartungshorizont

1. Nehmen Sie Stellung dazu, weshalb der Boden nicht nur gereinigt, sondern auch desinfiziert wird!
   - Eine Reinigung des Bodens ist der erste wichtige Schritt. Flächendesinfektion führt dazu, dass keine potenziell infektiösen Reste am Boden »kleben« und über Schuhsohlen verteilt werden.
2. Erklären Sie, weshalb eine »Sammlung« von Handschuhen in der Kitteltasche kritisch zu sehen ist!
   - Es ist deswegen kritisch, weil die Handschuhe nur in der Box keimarm sind/bleiben. Außerhalb kommen sie mit z. B. Schlüsseln in Kontakt, weswegen die Keimbelastung kontinuierlich steigt und ein Infektionsrisiko darstellt.
3. Begründen Sie aus fachlicher Sicht, weshalb Schmuck, z. B. Uhren, während des Dienstes nicht am Handgelenk getragen werden dürfen!
   - Uhren, Ringe und Ketten stellen eine Infektionsquelle dar, zudem besteht die Gefahr, sich selbst oder zu Pflegende unbeabsichtigt zu verletzen.
4. Stellen Sie dar, unter welchen Bedingungen Herr Subach auf seine Uhr schauen kann, ohne hygienische Probleme zu verursachen. Nennen Sie hierbei drei (3) Aspekte!
   - Er kann die Uhr im Zimmer nutzen.
   - Er kann eine Kitteluhr/»Schwesternuhr« tragen.
   - Schaut er auf seine Uhr, ist vorher und im Anschluss eine gründliche Händedesinfektion durchzuführen.
5. Was sollte Peter Subach im Anschluss an die Händedesinfektion zur Hautpflege tun?
   Nennen Sie drei (3) Vorschläge!
   - Geeignete Pflegecreme verwenden.
   - Auf trockene Haut bzw. Rötungen achten.
   - Nagelpflege bei Bedarf durchführen.
6. Beurteilen Sie Herrn Subachs Verhalten bezüglich der Nichtbeachtung der Einwirkzeit.
   Nennen Sie zwei (2) Aspekte!
   - Die Keimreduktion ist unvollständig.
   - Es können sich resistente Keime bilden.
7. Erklären Sie, weshalb das Blutdruckmessgerät mit dem Desinfektionsmittel abgerieben wurde, der Schlauch vom Sauerstoffgerät aber entsorgt!
   - Der Schlauch vom Sauerstoffgerät ist ein Verbrauchsgegenstand und nicht für eine Desinfektion vorgesehen. Je kleiner der Lumen (Durchmesser) von Schläuchen/Kanülen etc., desto komplizierter ist eine Desinfektion, sodass viele Medizinprodukte Einmalartikel sind.

2.3.2 »Frau Liebich, wer rastet, der rostet!«

Datum _____   Name/Vorname_____
Klasse _____   Lehrkraft _____

Handlungssituation: Renate Liebich, 68 Jahre, ist in ihre Einrichtung gezogen, auf die Etage für betreutes Wohnen. Ursprünglich lebte Frau Liebich seit ihrer Kindheit in Neuwied. Sie ist weitgehend selbstständig und benötigt nur wenig Unterstützung im Rahmen der Grundpflege. Zu den Mahlzeiten kommt sie ins Stammhaus, damit sie nicht allein essen muss. Die rüstig wirkende Dame ist vor einigen Wochen in ihrer Wohnung im Bad gestürzt, abgesehen von einigen Hämatomen hat sie jedoch nichts davongetragen. Zu ihren *relevanten Diagnosen gehören: Arthrose in den Händen, Narben am Knie aufgrund eines Autounfalls vor 10 Jahren, Neigung zu Exsikkose, Malnutrition[2] bei einem BMI von 17 und depressiven Verstimmungen. Aktuell ist sie laut eigener Aussage etwas erkältet, der Hausarzt hat keinen Verdacht auf Corona. Frau Liebich ist seit gestern etwas fiebrig und matt.* An »guten Tagen« trägt Frau Liebich ihre Brille, oft hat sie aber keine Lust, die Brille zu tragen. Ihre Wohnung wirkt sehr überfüllt, da sie sich nicht von Gegenständen aus der alten Wohnung trennen will. Die Krankengymnastik (KG) kommt montags und freitags für 45 Minuten zu ihr. An diesem Morgen kriegen Sie mit, dass Frau Liebich die Streckübungen für Arme und Beine verweigert. Elke, die Krankengymnastin, wird hektisch, packt ihren Arm und meint etwas unfreundlich: »*Frau Liebich, da müssen Sie jetzt durch!*«

Zu bearbeitende Fragestellungen:

1. Erklären Sie, was unter einer Kontraktur verstanden wird!
   (___/2)
2. Zählen Sie vier Ursachen für eine Kontraktur auf.
   (___/4)
3. Nennen Sie drei Folgen einer Kontraktur!
   (___/3)
4. Nennen Sie zwei Beispiele für Kontrakturen!
   (___/2)
5. Nennen Sie drei Regeln, die bei einer Kontrakturenprophylaxe beachtet werden müssen!
   (___/3)
6. Beschreiben Sie zwei Kontraindikationen, die gegen eine Prophylaxe-Übung sprechen!
   (___/2)
7. Zählen Sie vier mögliche Behandlungsformen auf!
   (___/4)

---

2 Mangel- bzw. Unterernährung

8. Erklären Sie, weshalb von den »kleinen zu den großen Gelenken« mobilisiert werden soll!
(____/3)

9. Nehmen Sie kritisch Stellung zu der Aussage »Frau Liebich, Sie müssen da jetzt durch!«
(____/5)

Bonusfrage: Welche weiteren Prinzipien sind Ihnen bekannt?
(____/5)

Viel Erfolg!

Maximale Punkte:	Davon erreicht:	Note:	HZ Lehrkraft
33	____ (In %_____)		

Möglicher Erwartungshorizont

1. Erklären Sie kurz, was unter einer Kontraktur verstanden wird!
   - »(...) ist eine anhaltende Gelenksteifigkeit bzw. Verlust der physiologischen Mobilität eines Gelenks« (vgl. Lauber; Schmalstieg, 2018, S. 298)
2. Zählen Sie vier Ursachen für Kontrakturen auf!
   - Mangelnde Bewegung/Bettlägerigkeit
   - Falsche Lagerung/Verletzung von Muskeln/Bändern
   - Fehl- und Schonhaltung/Krankheiten (Stroke, psychogene Körperstörung, Depression)
   - Ruhigstellung (Gips)
3. Nennen Sie drei Folgen einer Kontraktur!
   - Gelenkversteifung/Geminderte   Durchblutung/Schmerzen/Fehlstellung
4. Nennen Sie zwei Beispiele für Kontrakturen!
   - Beugekontraktur/Streckkontraktur
5. Nennen Sie drei Regeln, die bei einer Kontrakturenprophylaxe beachtet werden müssen!
   - Beobachtung von Mimik und
   - Gestik
   - Beachtung der Schmerzgrenzen
6. Beschreiben Sie zwei Kontraindikationen, die gegen eine Prophylaxe-Übung sprechen!
   - Schmerzäußerung, Schwellung/Rötung, Ödeme; Vorsicht bei künstlichen Hüftprothesen (TEP)
7. Zählen Sie vier mögliche Behandlungsformen auf!
   - Mobilisation: Bewegung (Übungen, Gymnastik, Krankengymnastik)

49

- Aktive Bewegungsübungen durch Bewohner/in
- Assistive Bewegungsübungen, d. h. mit Unterstützung der PK
- Passive Bewegungsübungen, d. h. durch PK
- Medikamente (Schmerzmittel)

8. Erklären Sie, weshalb von den »kleinen zu den großen Gelenken« mobilisiert werden soll!
   - Langsame und schrittweise Mobilisierung dient der Auflockerung und schrittweisen (physiologischen) in Bewegungssetzung der Gelenke.

9. Nehmen Sie kritisch Stellung zu der Aussage »*Frau Liebich, Sie müssen da jetzt durch!*«
   - Die Aussage ist falsch! Es sollte eine Pause eingelegt oder die Übung abgebrochen werden.

Bonusfrage: Welche weiteren Prinzipien sind Ihnen bekannt?

- Schonhaltung ist möglichst zu vermeiden; Gabe von Bedarfsmedikation
- Schmerzgrenzen, Narben, Wunden beachten; Möglichst alle physiologischen Bewegungsspielräume der Gelenke bei Mobilisation nutzen/einnehmen; Vorsicht bei nicht orientierten Bewohnern/innen, z. B. Delir und Demenz; schrittweise Durchführung und Ankündigung, Selbstschutz beachten.

2.4 Checkliste/Verweise

2.4.1 Exemplarische Literaturtipps

Berufsgenossenschaft für Gesundheitsdienst und Wohlfahrtspflege: (Hygiene, Hautschutz, Arbeitskleidung): www.bgw-online.de
Berger/Graeb/Essig u. a. (Hrsg.) (2022). Förderung und Erhaltung der Mobilität in der Pflege alter Menschen Empfehlungen für die Praxis. Kohlhammer
Lauber Annette; Schmalstieg, Petra (Hrsg.) (2018). Prävention und Rehabilitation. Verstehen und Pflegen. 4. Auflage. Thieme
Schwarzkopf, Andreas (2020). Praktische Hygiene in der Pflege. Kohlhammer
Thieme-CNE: Lerneinheit Kommunikation: Aggression und Gewalt in der Pflege
Thieme Science Kompakt: Gewalt gegen Pflegende (Schmidt-Richte, Reinald)

2.4.2 Bewegung und Versorgung

Nutzen Sie die folgende Tabelle (► Tab. 7), um einen ersten Blick für die eigene Gesunderhaltung zu entwickeln. Ergänzen Sie diese gerne und hängen Sie sie in ihren Spind in der Umkleide!

	Kompetenzbereich	
	2A: Mobilität interaktiv, gesundheitsfördernd und präventiv gestalten	2B: Menschen in der Selbstversorgung unterstützen
Pflegekraft	Ich weiß um die Wichtigkeit regelmäßiger Bewegung (Gymnastik/Sport)	Als PK nehme ich so wenig ab wie möglich und biete Unterstützung, soviel wie nötig.
	Ich nutze »Benefits«, z. B. Sportrabatte oder Angebote meines Trägers	Ich kenne persönliche/religiöse-kulturelle Bedürfnisse und beachte diese
	Ich arbeite rückenschonend, z. B. rufe ich Kollegen/innen zur Unterstützung	Ich achte auf professionelle Nähe und Distanz
		Ich arbeite nach den Grundlagen hygienischen Arbeitens (Handschuhe, Desinfektion, Non-touch-Technik etc.)
Zu Pflegende/r	Ich kenne die Grundsätze zur Durchführung von Bewegungsübungen	Biographiearbeit und darauf aufbauende Versorgungssettings wie Lieblingsspeisen, Wohnraumgestaltung, soziale Betreuung und Einbezug
	… werden biografieorientiert und nach individuellen Ressourcen mobilisiert	Grundsatz der Ressourcenförderung durch Nutzung und Erhalt von Fähigkeiten
	Angebot an traditionellen Übungen und Einsatz neuer Technologie, z. B. VR-Sport[3]	

Tab. 7:
Bewegung und
Versorgung

Aufgabe: Erweitern Sie die Checkliste in Kleingruppen um weitere, relevante Punkte!

2.4.3 Hygiene

Nutzen Sie die nachfolgende Übersicht (▶ Tab. 8), um Ihren Kenntnisstand zur Hygiene abzugleichen!

---

3   Virtual Reality als Sportangebot oder interaktive Reise

Tab. 8:
Hygieneaspekte

Kompetenzbereich	Ich beherrsche es ... (bitte ankreuzen)		
	Sicher (100 %)	Grundlegend (50 %)	Noch nicht (< 50 %)
Allgemeine und personelle Hygiene	☐	☐	☐
Bedeutung von »Hygiene« und ihre Definition	☐	☐	☐
Definiere problemlos die Begriffe:	☐	☐	☐
• Infektionsquelle	☐	☐	☐
• Kontamination	☐	☐	☐
• Übertragungsweg	☐	☐	☐
Ich kenne relevante Aspekte »persönlicher Hygiene«	☐	☐	☐
Selbstpflege/allgemeine Körperhygiene	☐	☐	☐
Ich kann »Hygienepläne« verstehen und umsetzen	☐	☐	☐
Ich kann eine Flächendesinfektion durchführen	☐	☐	☐
Ich weiß, was es mit der »Non-touch«-Technik auf sich hat	☐	☐	☐
Ich kenne die »Hygienebeauftragte Person« der Einrichtung	☐	☐	☐
Wende Händehygiene konsequent an	☐	☐	☐
Arbeitskleidung	☐	☐	☐
Vorgaben zu Dienstkleidung (Schuhe etc.) sind bekannt	☐	☐	☐
Erkennen, wann zusätzlich »Schutzkleidung« nötig ist	☐	☐	☐
Ich kenne die Aufgaben der Berufsgenossenschaft für Gesundheitsdienst und Wohlfahrtspflege (BGW)	☐	☐	☐

2.4.4 Mobilität

Selbstkontrolle zum Lerngegenstand Kontrakturen

Sie können sich bei der Erarbeitung des Sachverhaltes an den nachfolgenden Leitfragen (▶ Tab. 9) orientieren, die Sie auch abhaken und durch eigene Fragen ergänzen können. Fassen Sie für sich die relevanten Aussagen zusammen und beziehen Sie Ihre Antworten in einem zweiten Schritt auch auf die Situation von Herrn Zeiske.

Nr.	Lernjob-Selbstkontrolle	Welche Fragen sind offen?	Bearbeitet
1)	Ich kenne verschiedene Formen von Kontrakturen.		☐
2)	Über die Entstehung und Ursachen bin ich informiert.		☐
3)	Lagerungen, z. B. bei Spitzfuß, sind mir bekannt.		☐
4)	Ich kann Herrn Zeiske erklären, was Kontrakturen sind.		☐
5)	Das bestehende Kontrakturrisiko für Herrn Zeiske kann ich begründet anhand der Assessments einschätzen.		☐
6)	Ich beziehe mich auf den Expertenstandard »Erhaltung und Förderung der Mobilität.		☐
7)	Ich kenne Bewegungsübungen und Maßnahmen zur Prophylaxe, die ich begründet in der Teamsitzung am 02.03. für Herrn Zeiske vorschlagen werde.		☐
8)	Bezogen auf Herrn Zeiske, kann ich begründete Vorschläge für geeignete Maßnahmen machen und *mögliche Kontraindikationen erkennen und mein Verhalten reflektieren.*		☐
9)	Mir unbekannte Fachbegriffe habe ich recherchiert und geklärt.		☐
10)	Bewegungsmangel begünstigt Kontrakturen, und diese wiederum Immobilität. Welche gravierende, pflegerische Folge kann hieraus entstehen? Rätsel[4]: 9 Buchstaben _E_ _ _ I _ _ S		☐

Tab. 9: Mobilität

---

4 Lösung: sutibukeD

Kapitel 3: CE 03: Erste Pflegeerfahrungen reflektieren – verständigungsorientiert kommunizieren

3.1   (Bildungs-) Ziele/Inhalte/Kompetenzen

 Auszug aus der Beschreibung der CE 03 (vgl. BIBB, 2020, S. 45 f.).

- Reflexion erlebter Anforderungen.
- Sensibilisierung zu persönlicher Gesunderhaltung.
- Pflegerische Interaktion im Kontext von Mobilität, Körperpflege- sowie Ernährungs- und Ausscheidungssituationen.
- Eigene Emotionen wahrnehmen und verbalisieren.
- Überschreiten von Distanzzonen, wie Ekel, Ungeduld, Abwehr und Scham (…).
- Umgang mit Emotionen und Grenzüberschreitungen zu entwickeln.
- Die Auszubildenden reflektieren mit Blick auf die gewonnenen Erfahrungen das Spannungsfeld zwischen idealen Ansprüchen an Pflege und der Wirklichkeit ihrer Handlungsmöglichkeiten einschließlich persönlicher und institutioneller Begrenzungen.

3.2   Lernsituationen/Diskussionsimpulse

3.2.1   Sich als Mann oder Frau fühlen und verhalten

»Der Kniefall oder Schwester, übernimm. I«

Situation: Frau K. wurde von mir geduscht und im Anschluss eingecremt. Dies genoss sie sichtlich und zu meinem Bedauern auch verbal laut und ausgiebig. Anders formuliert, die Geräuschkulisse hätte als Tonspur für zwei erotische Filme dienen können.
Ergebnis: Ich verlasse unter einem Vorwand das Zimmer und schicke eine Kollegin rein, deren Aufgabe ich übernehme.
 Merke! Auch männliche Pflegekräfte können von sexualisierter Gewalt oder Belästigung betroffen sein. Um jedweder Problematik in Form von Vorwürfen oder Unterstellungen zuvorzukommen, sollte in solchen Situationen

direkt durch Entzug vorgebeugt und dies sowohl dokumentiert als auch angesprochen werden im Team.

»Der Kniefall oder Schwester, übernimm. II«

Situation: Einige Wochen später führte mich mein Pflegeplan erneut zu Frau K. Diesmal erfolgte eine angenehm neutrale Versorgung, bis zu dem Moment, in dem ich vor ihr auf die Knie gehe, um ihr die Schuhe anzuziehen und zuzubinden.
Ergebnis: Ihre Worte *»Sie sind ja so ein lieber Mann«* geben mir bereits zu denken, als sie mich auch schon an sich heranzieht und gegen ihre Brüste presst.
Merke! Lösung: Siehe wie oben!

»Ich komm dann mal später wieder …«

Situation: Ich suchte einen Bewohner, um ihm die Medikamente zu geben, und fand ihn in einer entfernten Sitzecke.
Ergebnis: Er sitzt eng umschlungen mit einer Dame aus dem Wohnbereich (66 und 76 Jahre) und sieht mich erschrocken an. Abstand haltend rufe ich ihm zu, dass ich später zu ihm komme, wegen der Medikamente.
Merke! Sexualität ist kein Vorrecht der Jugend und altersunabhängig. Alterssexualität wird häufig tabuisiert, wie es im Anschluss im Rahmen einer Teambesprechung leider auch geschah. Die Leute sind im wahrsten Sinne des Wortes alt genug, und sofern kein Macht- oder Abhängigkeitsverhältnis besteht durch kognitive Defizite z. B., hat keine PK das Recht einzugreifen.

3.2.2 Kommunizieren

»Muttersprache«

Situation: Eine neue Bewohnerin war vor kurzem eingezogen und eher zurückhaltend, ihr Hauptlebensmittelpunkt lag in den Niederlanden. Sprachlich gab es keine Probleme, da sie fließend Deutsch sprach. Da die Pflegekraft etwas Niederländisch spricht, redete er die Bewohnerin in ihrer Muttersprache an.
Ergebnis: Die Bewohnerin »taute« sehr schnell auf und freute sich darüber, von da an war die Eingliederung in den Wohnbereich gelungen.
Merke! Unabhängig von der Herkunft ist die persönliche Ansprache in der Muttersprache ein Türöffner, der Wertschätzung ausdrückt. Auch kleine Brocken, die der Begrüßung oder der Frage nach dem Befinden dienen, solltest du nutzen.

»Wo ist die Schwester mit dem Bart?«

Situation: Als Schüler habe ich zwischendurch während der Schulblöcke »*meine*« Einrichtung und Bezugspflegegruppe besucht. Bei einem dieser Besuche wurde ich auf eine laute Unterhaltung in einem der Zimmer aufmerksam. Es war ein Disput zwischen meiner ersten älteren Dame, die ich hauptverantwortlich betreut habe, und einer Kollegin. Sie war zu diesem Zeitpunkt relativ orientiert. Meine Kollegin fragte, ob sie ihr auch helfen könne. Dies verneinte sie vehement und verlangte nach der »*Schwester mit dem Bart*«.
Ergebnis: Ich trat ins Zimmer, meine Kollegin bemerkte mich. Und meine Bewohnerin rief »*Das ist meine Schwester Danuel*«.
Merke! Höre als männlicher Pfleger ruhig auf Schwester, es kann mit viel Liebe ausgesprochen sein.

»Englisch für Anfänger oder Shut up!«

Situation: Nach dem Frühstück sitzen einige Bewohner am Wohnzimmertisch und unterhalten sich. Da es gerade arbeitstechnisch sehr ruhig ist, setze ich mich dazu und bringe mich ins Gespräch ein. Das Thema kommt auf Reisen und Fremdsprachen. Auch eine Kollegin aus der Betreuung setzt sich dazu. Frau S., demenziell erkrankt, stichelt verbal (aber als nicht böse erkennbar) gegen die Kollegin und mich. Wir sticheln zurück und fragen mit einem Augenzwinkern, ob sie wüsste, was auf Englisch »*Halt die Klappe*« heißt.
Ergebnis: Zu unserer Verwunderung hält sie kurz inne und denkt sichtlich angestrengt nach. In diesem Moment biegt unsere PDL um die Ecke und grüßt freundlich in die Runde. Wir erwidern den Gruß, doch Frau S. schaut ihn sehr ernst an. Dann ruft sie laut »*Shut up!*«.
Merke! Unterschätze niemals eine zu pflegende Person, sie kann durchaus über beachtliche Fähigkeiten verfügen und überraschen.

»Lachen ist die beste Medizin«

Situation: Ich durfte die Patientin zu einer OP (nur lokale Betäubung) begleiten und verfolgte neugierig den Prozess. Dabei spürte ich, dass »etwas« nicht stimmte mit mir. Ich atmete bewusst durch und widerstand dem Drang, in die Hocke zu gehen oder mich hinzusetzen. Ich schloss kurz die Augen.
Ergebnis: Als ich meine Augen öffnete, aus meiner Sicht nur wenige Sekunden später, blickte ich erstaunt auf ein Paradoxon: Ich sah waagerecht die Ärzte vor mir, aber die Decke hinter ihnen, statt der Rückwand. Sie fragten, wie es mir ginge, und dass ich gestürzt sei. Ich widersprach, da ich nur geblinzelt hatte. Etwas später jedoch musste ich feststellen, dass ich Unrecht hatte. Sie schickten mich erst zum Durchchecken in die Notaufnahme, dann nach Hause. Hierbei kam es erneut zu einem besonderen

Ereignis: Ich fuhr 40 km mit einer verzögerten Wahrnehmung, doch da mein Wagen nicht polizeilich gesucht wurde, muss meine »geistige Automatik« alles geregelt haben.

Merke! Lieber einmal öfter hinsetzen, statt Warnsignale zu ignorieren. Und kommunizieren, dass man von weiter weg kommt. Letzteres war vielleicht gefährlicher als der Sturz. Die Patientin hingegen konnte vor Lachen kaum still liegen …

»Wann haben Sie denn Zeit?«

Situation: Montagmorgen, Frühdienst, 08:45 Uhr. Ich bin als einzige Fachkraft für 48 Bewohner zuständig, muss Arzttermine und Visiten koordinieren. Ich sitze am Pflegetresen und werde wortwörtlich belagert. Von rechts nach links: Einen Hausarzt am Telefon, die Wohnbereichsleitung ungeduldig wartend auf Leitung 2 in Warteschleife, vor dem Telefon ein Angehöriger, der von mir wissen will, was das für eine kleine weiße Tablette ist, die seine Mutter neuerdings bekommt, daneben eine Kollegin, die »jetzt« dringend mit mir sprechen muss und zum Schluss eine Bewohnerin. Sie schaut mich an und fragt, ob es jetzt ungünstig ist. Ich nicke und sie fragt, wann es mir besser passt.
Ergebnis: Ich schaue in die Runde und stelle mir diese Frage. Erwische mich bei dem Gedanken »wenn es danach ginge, dann gar nicht«. Schließlich frühstücke ich alle Beteiligten schnell ab (Arzt ruft zurück, PDL wird an QM verwiesen, Angehörige an die Kollegin, Kollegin auf »in der Pause«) und setze mich dann mit Frau A. in die Sitzgruppe. Sie äußert Angst über die verbliebene Zeit auf Erden.
Merke! »Multitasking« ist eine Illusion. Bewältige Aufgaben stets nach Priorität und Dringlichkeit, delegiere, wenn möglich. Du wirst es nie allen recht machen können. Im Vordergrund sollten die Bewohner stehen.

3.2.3   Vitale Funktionen des Lebens aufrechterhalten

»Prost!«

Situation: Die Grundpflege soll bei Herrn B. durchgeführt werden. Problem: Er ist Alkoholiker und – wieder einmal – kaum ansprechbar, vermutlich eingestuhlt und sichtbar eingenässt. Mir als Schülerin im 1. Ausbildungsjahr wird gesagt, ich müsse das können. Ich versuche die Pflege durchzuführen, doch Herr B. lehnt ab. Stattdessen deutet er auf seinen privaten Schrank und weist mich an, ihn zu öffnen. Vor mir stapeln sich mehrere 1,0 Literflaschen Schnaps, die Hohlräume sind künstlerisch aufgefüllt mit halbvollen und leeren Flachmännern. Ich soll ihm eine Flasche geben.
Ergebnis: Es gab einen großen Knall, als ich im Computer den Sachverhalt dokumentierte und die Ablehnung als solche, als auch die Umstände eintrug. Das wir hier doch kein Alkoholproblem auf dem Wohnbereich hätten, sondern eine freche Schülerin, die die Grundpflege nicht durchführen kann oder will, die sich nicht durchsetzen kann.

Merke! Meine Schulleitung stand hinter mir, sonst hätte man mir auch Arbeitsverweigerung vorwerfen können. Doch dann hätte die Einrichtung eine billige Arbeitskraft weniger für 3 Jahre gehabt. Das Konsumieren von Alkohol können (und sollten?) wir nicht verbieten, aber gleichwohl müssen wir es nicht aktiv unterstützen.

3.2.4 Sich kleiden

»Die Modenschau«

Situation: Ich betrete (als Schüler) das Zimmer einer orientierten Bewohnerin, um ihr bei der Grundpflege zu assistieren. Im Anschluss steht die Wahl der Kleidung an. Ich suche, orientiert an ihrem Geschmack und wetterangepasst Kleidung heraus und frage *»Möchten Sie das anziehen?«*. Meinem erwartungsvollen Blick begegnet sie mit einem Lächeln ... und einem klaren *»Nein«*.

Ergebnis: Nach 15 Minuten kommt eine Kollegin – sie ist gleichzeitig meine Anleiterin – hinzu, um nach dem Rechten zu sehen. Das Bett ist bedeckt mit Pullovern, ich selbst halte drei in den Händen. Die Bewohnerin klagt *»Ich weiß nicht, was ich anziehen soll!«*. Meine Anleiterin schaut uns beide bedrohlich an und weist darauf hin, dass wir nicht bei einer Modenschau sind. Resolut greift sie in den Schrank und ruft »Das hier anziehen!«, reicht es der Bewohnerin und zieht mich aus dem Zimmer.

 Merke! Bewohnerorientierte und fürsorgliche Betreuung ist immer eine schmale Gratwanderung zwischen Zeit haben und sich Zeit nehmen.

»Immer Trendy«

Situation: Im Nachtdienst versuchen eine Kollegin und ich, den entstandenen Zeitverlust zu kompensieren. Ich blicke irgendwann vor Mitternacht noch auf meine Uhr, um nach der Übergabe sieben Stunden später festzustellen, dass sie mir wohl aus der Tasche gefallen ist. Am folgenden Abend konnten die Kollegen vom Tagdienst die Uhr nicht auffinden. Weiterhin wurde übergeben, dass wir zuerst nach Frau K. sehen sollten.

Ergebnis: Sichtlich vom Verlust meiner Uhr genervt, beginnen wir die regulären Kontrollgänge. Beim Lagern von Frau K. fällt mir positiv auf, dass sie eine neue Uhr trägt, die meiner 1:1 ähnelt ...

 Merke! Auch unter den Kollegen gibt es Sinn für Humor. Der Witz lässt sich jedoch durch den Umstand steigern, dass der Kollege vom Frühdienst später erzählte, er habe die Uhr für ein Geschenk der Angehörigen gehalten und darum angelegt.

3.2.5 Soziale Bereiche des Lebens sichern

»Symbolkarten«

Situation: Frau T. hatte aufgrund eines Schlaganfalles keine Sprechfähigkeit mehr, das Sprachverständnis war jedoch intakt. Mir kam die Idee, Zeige- bzw. Symbolkarten zu verwenden, um die Kommunikation zu verbessern.
Ergebnis: Die Idee wurde für gut befunden, und hielt sich drei Tage. Danach verschwanden die Karten in der Schublade.
Merke! Wenn du dein Team nicht hinter dir hast und sie überzeugen kannst, dich aktiv zu unterstützen, nutzen die besten Ideen wenig. Frau T. hatte die Karten gut angenommen, doch die älteren Kollegen parierten stets mit dem Spruch *»Das haben wir aber schon immer so (anders oder gar nicht) gemacht«*. Lerne diesen Spruch hassen, denn man kann auch 30 Jahre alles falsch machen. Wer nicht mit der Zeit geht, der geht … mit der Zeit.

»Du oder Sie «

Situation: Praktikumstag! Ich wurde begleitet von einem jungen Mann, der die Pflege kennen lernen sollte. Frau S. war unsere erste Kandidatin an diesem Morgen. Regulär und aus Respekt werden die Bewohner gesiezt, vor allem außerhalb der Zimmer. So schaltete auch ich in diesen Modus und sprach Frau S. beim Nachnamen an. Sie schaute mich bestürzt an, ob ich böse mit ihr wäre und ob ich nicht mehr wisse, wie sie heiße.
Ergebnis: Ich vergaß, der Bewohnerin den Umstand zu erklären. Da wir uns schon länger kannten und sie mir das »du« angeboten hatte, war es selbstverständlich innerhalb des Zimmers, sie mit ihrem Vornamen anzusprechen.
Merke! Höflichkeit und korrektes Auftreten sind ein Muss, vor allem in der Öffentlichkeit. Innerhalb der vier Wände können andere Regeln gelten.

»Lächeln vs. Authentisch sein«

Situation: Im Dienst versuche ich, generell eine professionelle Freundlichkeit an den Tag zu legen und gute Stimmung zu schaffen. An einem Tag ging dies aus persönlichen Gründen nicht. Dies bemerkte eine Bewohnerin und erkundigte sich, weshalb ich nicht so viel lache wie sonst. Ich erzähle ihr davon und sie zeigt Verständnis dafür, dass ich heute etwas langsamer und weniger enthusiastisch arbeite als sonst.
Ergebnis: Meine Wohnbereichsleitung hatte es mitbekommen und nahm mich zur Seite. Es ginge ja nicht, dass ich persönliche Dinge mit in den Dienst nehmen würde, das müsse ich professionell trennen. Innerlich freute ich mich auf den Tag, an dem ich ihm das sagen könne, wenn es ihm nicht gut ginge …
Merke! Es ist empirisch nachgewiesen, dass die »Stewardessen-Krankheit« (permanentes Verstellen, lächeln, freundlich sein) die eigene Gesundheit

massiv belastet. Es gehört im Gegenteil zur Professionalität, wenn man sein eigenes Befinden insofern thematisiert, als das andere darauf eingehen können. Menschen, gerade mit einer demenziellen Erkrankung, haben erstaunliche Fähigkeiten im Bezug darauf, was authentisches Verhalten ist bzw. nur vorgespieltes Verhalten, und sie reagieren darauf.

3.2.6 Essen und Trinken

»Vertrauen ist gut ...«

Situation: Frau G. liebt Süßspeisen, zudem arbeitet sie gerne mit ihren Händen. Nach einem Mittagessen gab es eine Nachspeise, die eine weiche, klebrige Konsistenz hatte. Die PK hat den Speisesaal für einen Moment verlassen.
Ergebnis: Als diese wieder den Raum betrat, saß Frau G. am Tisch und hatte das Gesicht und die Hände mit dem Nachtisch bestrichen. Sie massierte diesen in die Haut ein und wirkte dabei sehr zufrieden.
 Merke! Vertrauen ist gut, Kontrolle ist besser. Bei Bewohnern, die der Aufsicht bedürfen, kurz jemanden (Kollegen, Schüler etc.) hinzuziehen.

»Regenbogen-Donuts«

Situation: Zum Kaffee gibt es heute bunte Donuts, es sind alle Farben vertreten. Ich habe zudem eine junge, engagierte Praktikantin der örtlichen Schule an meiner Seite. Wir verteilen die Donuts, bis das Mädchen irritiert zu mir kommt und ich auf den Streit in der hintersten Ecke der Wohnküche aufmerksam werde.
Ergebnis: Eine Bewohnergruppe streitet sich (alle orientiert und aus ärztlicher Sicht zurechnungsfähig) um die Farben. Freundlich, wie das Mädchen war, hatte sie nämlich jeden nach der Lieblingsfarbe gefragt und bis zum vorletzten Tisch auch genug dabei gehabt.
 Merke! Das alle Donuts gleichen Geschmack und Füllung hatten, interessiert nicht. Ich lobte die Praktikantin für ihren Einsatz und teilte den am Tisch wartenden Bewohnern den Umstand mit, keine weiteren auf Reserve zu haben. Es wurde geschimpft. Von da an galt die Anweisung: Niemanden nach der Farbe fragen.

3.2.7 Lernjob 1: Körper und Psyche als »Akku«

»Alkohol löst keine Sorgen, er schafft nur neue Sorgen. Viel schlimmer ist, Sorgen können zwar schwimmen, leider aber nicht davonschwimmen.«
Bernard Bonvivant

Suchtmittel wie Alkohol/Nikotin können augenscheinlich helfen, herausfordernde Zeiten zu überstehen. Sie überdecken kurzfristig Stress und Angst und geben das Gefühl, stark zu sein. Auf lange Sicht jedoch rauben Sie dem

Körper und der Psyche Energie, eine »Scheinladung« entsteht, die einer tatsächlichen Belastung nicht standhält (vgl. Tankmodell; BZgA, 2022). Nutzen Sie die Fragen als Orientierung, um den Ladezustand Ihres »Energie-Akkus« im Blick zu behalten. Schreibe Sie gute Lademöglichkeiten (grün) und die Scheinlader (rot) auf die entsprechenden Ladekabel.

Reflexionsfragen:

- Was trägt zu Ihrem Wohlbefinden bei? (Freunde, Familie, Haustier)
- Welche »Lademöglichkeiten« haben Sie? Bsp. Personen, Orte, Rituale (…)
- Wie kann es dazu kommen, dass Ihr Akku sich über längere Zeit leert? *Woran erkennen Sie das? (Bsp. Gereiztheit, Lustlosigkeit)*
- Persönliche Frage: Wie stark neigen Sie zu »schnellen« Lösungen auf einer Skala von 0–10?

Impulse: Gleichen Sie die Inhalte der folgenden Tabelle (►Tab. 10) mit Ihrem aktuellen Verhalten ab!

Ladung meines Akkus durch … +	Scheinladung … ?	Entladung meines Akkus durch … -
• Sinnhaftigkeit • Geborgenheit • Sicherheit • Anerkennung • Liebe • Freude • Erfolg • Vertrauen • Spaß • Entspannung • Sport • Abenteuer • Hobbies/Vereinstätigkeiten • Religion • Natur • Musik • Sexualität	• Übermäßiger Verzehr von Süßigkeiten • Konsum von Alkohol/Drogen bzw. • Genussmitteln wie Kaffee, Energy Drinks (…) • Tabletten • Stundenlanges Zocken an der Spielekonsole)	• Stress (beruflich/privat) • Ständiges Einspringen • Erreichbarkeit an dienstfreien Tagen • Unterbesetzung • Nähe/Distanzstörung • Frust-Essen • Übermäßiges TV • In Aktivitäten flüchten • Sozialer Rückzug • Zu viele Anforderungen auf einmal • Energiezehrende Freunde

Tab. 10: Übersicht Energiespeicher

Sie sind sich unsicher, ob Ihr Alkoholkonsum »*normal*« oder grenzwertig ist? → Führen Sie ein »Trinkprotokoll« in eigener Sache und visualisieren Sie Ihren Alkoholkonsum. Weitere Informationen zum Thema Alkohol: *https://www.kenn-dein-limit.de/ (Vgl. BZgA, 2023)*

»Mit dem Gefühl der Hilflosigkeit im Pflegeberuf umgehen lernen«

Motto: »Von der Hilflosigkeit zur Handlungsfähigkeit«

Häufige Nennungen in diesem Kontext:

- Sterben/Tod/Begleitung/Fürsorge versus Autonomie
- Rollenerwartungen, Emotionen, Berufs-Ich und Privat-Ich
- Stressoren (Einspringen, Überforderung, Klingel)
- Ethische Dilemmata – Demenz – Sucht(mittel)
- Angehörige – Beleidigungen – Angst/Wut – Scham/Schuld
- (»Professionelle«) Nähe und Distanz/Fixierung/Körperverletzung/Ruhigstellung
- Sexuelle Übergriffe (verbal/körperlich)/Gewalt von Pflegenden & Gewalt von Patienten
- Einsatz von Roboter-Assistenzsystemen in Pflege, Betreuung, Bedienung, »Babyrobbe Paro«
- »Smart Home Technik im Heim, die totale Überwachung und Entmenschlichung«
- Erste Hilfe/Reanimation – Grenzsituationen in der Pflege

112

Aufgaben:

1. Erweitern Sie die oben begonnene Liste!
2. Lesen Sie sich bitte in die nachfolgenden Fallbeschreibungen ein.
3. Arbeiten Sie allein oder in Kleingruppen an den Themen, die sie besonders beschäftigen.
4. Formulieren Sie Fragen zur Fallsituation.
   a) Die Situation/der Fall hat mich angesprochen, weil …
   b) Ich habe mich dabei ___ gefühlt.
   c) Im Orientierungseinsatz/Praktikum etc. war eine gleiche/ähnliche Situation.
5. Geholfen hat mir …
6. Ich hätte gerne gehabt …
7. Diskutieren Sie mögliche Lösungsansätze.

3.2.8 Fallperspektive 1: Pflegekraft – »Aufruhr auf Station 3!«

Sie werden im Krankenaus auf die Nachbarstation gerufen. Als Sie dort eintreffen, sehen Sie, wie eine ältere Patientin mit ihrem Rollator aggressiv gegen die Beine eines Kollegen fährt und immer wieder schreit *»Ich will hier weg! Ich muss nach Hause! Papa komm doch!«*
Der Kollege erklärt zwischen der Abwehr der Angriffe:
»Als ich zum Dienst kam, wollte Frau Müller unbedingt im Bademantel und in Hausschuhen nach Hause. Aber sie kommt da allein mit ihren 77 Jahren und einem

Gedächtnis wie ein Sieb nicht mehr klar, deswegen ist sie ja auch gestürzt und hat hier Erstversorgung gekriegt. Als ich ihr das erklärt habe, wurde sie wütend und nannte mich einen Lügner und Dieb. Dann fing Sie an, den Kleiderschrank der Bettnachbarin auszuräumen, angeblich wären das alles ihre Sachen. Als wir eingriffen und sie festhielten wurde sie noch aggressiver! Du hattest doch schon Einsätze im Altenheim und der ambulanten Pflege, wie habt ihr sowas da geregelt?!«

Frau Müller bemerkt Sie und kommt auf Sie zu: *»Gott sei Dank bist du da, kannst Du mir helfen? Der da hat meine Jacke gestohlen …!«*

Arbeitshinweise:

a) Überlegen Sie in Einzelarbeit *oder* als Kleingruppe, welche Erfahrungen mit Demenz Sie in der Praxis bereits gesammelt haben.
b) Recherchieren Sie die Begriffe unter der Rubrik »#« und legen Sie eine Stichwortsammlung an
   (kurze Beschreibung).
c) Nutzen Sie Ihr erweitertes Wissen, um eine pflegefachliche Reaktion auf das oben beschriebene Verhalten zu formulieren. Begründen Sie, wofür Sie sich entscheiden!

Stichworte: # Demenzgrade und Demenzarten (Primär/Sekundär/Scheindemenz) – Versorgungssettings – Pflegemaßnahmen – Rahmenbedingungen – Biographiearbeit/13 ABEDL – Snoezelen – Basale Stimulation – ROT/ Validation nach Naomi Feil/Nicole Richard – Tagesstruktur schaffen – Gymnastik – Spiele – Aktivierung – Ressourcen fördern – Raumgestaltung – Unterstützende Therapie – Stationär – Akut – Ambulant – Musiktherapie – Milieutherapie – Schwerpunkte im Altenheim/Krankenhaus & ambulant – Demenzdiagnostik, z. B. Uhrentest

3.2.9 Fallperspektive 2: Frau Müller – »Ich will hier weg!«

(Gedanken von Frau Müller)

»Ich will hier weg! Ich muss nach Hause! Papa komm doch her! Was ist bloß los mit diesen Menschen?! Ich bin von Verrückten umgeben, die wollen mich hierbehalten, aber ich gehöre hier doch gar nicht hin! Ich muss nach Hause zu Papa und den Geschwisterchen, wer kümmert sich denn um die jetzt? Ich weiß nicht mal, was ich hier soll! Mein Bein tut so weh, und die Schulter und der Kopf! Was ist mit mir passiert? Was haben die nur mit mir gemacht? Ich muss weg, das ist sicher!«

»Und dann ist da noch diese komische andere Frau in meinem Zimmer. Wer ist das und was will die hier in meinem Haus? Die hat meine Sachen in ihren Schrank geräumt, als ich nicht da war! Die blaue Jacke hat mir doch der Opa letzten Sonntag zu meinem 16. Geburtstag geschenkt. Diese böse Frau! Wie kann man nur so gemein sein? Alles Diebe hier! Dieser Mann hat mir meine Jacke und die Tasche

weggenommen, aber das lasse ich nicht zu, die hole ich mir jetzt zurück. Ich kann den komischen Tisch mit Rädern zum Laufen nehmen, glaube ich! Darauf stütze ich mich ab und dann soll der mich kennen lernen. Erst hol ich meine Sachen und dann fahre ich zurück nach Hause …!«

Arbeitshinweise:

a) Tauchen Sie in die Gedanken- und Gefühlswelt von Frau Müller ein. Markieren Sie sich relevante Aussagen.

b) Recherchieren Sie die Begriffe unter der Rubrik »#« und legen Sie eine Stichwortsammlung an.

c) Wie würden Sie auf Frau Müller eingehen? Erklären und begründen Sie dies!

Stichworte: # Demenz-Stadien und Grade – Selbstversorgungsfähigkeit, Allgemeine Fähigkeiten und Alltagskompetenzen (Auto, Sicherheit …) – Grenzen der Wahrnehmung – »Welt eines Demenzkranken« – Ressourcen erkennen und fördern – Deprivationsprophylaxe

3.2.10 Fallperspektive 3: Eduard Knoll, Angehöriger – »Ich kann bald nicht mehr!«

 1 Stunde später auf Station 3

Eduard Knoll (43) ist der Stiefsohn von Frau Müller. Der selbstständige Kfz-Mechaniker betritt die Station mit geröteten Augen und dunklen Augenringen. Der Not-Anruf aus dem Krankenhaus kam unpassend, er war gerade in einem Verkaufsgespräch. Er spricht Sie als betreuende Pflegekraft an.

»Glauben Sie mir, ich liebe meine Stiefmutter. Aber langsam wird mir das alles zu viel. Ich habe schon alle Tricks ausgeschöpft, der Herd hat eine Zeitschaltuhr, Alexa erinnert sie an Medikamente und die Nachbarn sind es langsam leid, sich zu kümmern. Ich habe schon Stunden reduziert, aber eigentlich braucht Mutter eine 24/7-Betreuung, damit sie nichts anstellen kann. Aber ins Altenheim geben will ich sie nicht. Aber wenn ich Google frage, krieg ich Tausend Ergebnisse, mit denen ich nichts anfangen kann.«

Arbeitshinweise:

a) Welche Gedanken und Sorgen treiben Eduard um?

b) Recherchieren Sie die Begriffe unter der Rubrik »#« und legen Sie eine Stichwortsammlung an (kurze Beschreibung).

c) Welche pflegefachlichen Empfehlungen bezüglich der Versorgung seiner Mutter können Sie Eduard geben?

d) Wie schätzen Sie den Zustand von Eduard Knoll ein?

e) Welche Handlungsbedarfe sehen Sie?

f) Nutzen Sie Ihre Ergebnisse der vorangegangenen Fallperspektiven

Stichworte: # Pflegende Angehörige – Belastungsfaktoren & eigene Gesundheit – Selbsthilfegruppen – Entlastungs-Angebote/Tagespflege – Kurzzeitpflege – Beratungsmöglichkeiten/Senioren- und Pflegestützpunkte – AAL – Wohngruppen – Warnsignale für Überforderung – Raumgestaltung

3.2.11 Nachtarbeit im Krankenhaus *oder* Das Zimmer des Schreckens

Diese fiktive Kurzgeschichte, erzählt aus Sicht einer Patientin im Krankenhaus und der diensthabenden Nachtwache, sensibilisiert für die Perspektiven, Nöte und Bedürfnisse beider Parteien.

Aus Sicht der Nachtschwester
Da bin ich mal wieder – pünktlich zum Nachtdienst und bekomme in der Übergabe schon die ersten schlechten Nachrichten zu hören. 33 Patienten und davon sind auch noch neun Patienten engmaschig zu überwachen! Neun. Außerdem hat sich auch noch meine Kollegin krankgemeldet und für Ersatz wurde natürlich nicht gesorgt. Wie ich heute Nacht meine Arbeit schaffen soll, ist mir noch nicht ganz klar. Ich beginne also mit meiner nächtlichen Runde um Schlafmittel zu verteilen. Und dann fängt es auch schon gut an. Herr Müller und Herr Siegfried haben starke Schmerzen und im Zimmer 13 haben zwei von drei Patienten eingestuhlt. Also heißt es frisch machen und Betten beziehen. Immer wieder muss ich meine Arbeit unterbrechen, weil es unaufhörlich klingelt. Nun klingelt auch noch das Telefon – Notaufnahme – nicht das auch noch. Eine weibliche, desorientierte Patientin wurde mit AZ Verschlechterung in die Notaufnahme eingeliefert. Ich habe auf Station nur noch ein Frauenbett und das ausgerechnet neben der 17- jährigen Marie, doch ändern kann ich das leider nicht. Um 23 Uhr bringe ich die Notaufnahme dann in das Zimmer. Und als wäre das nicht schon blöd genug, fahre ich mit dem Bett auch noch gegen die Tür und wecke so die halbe Station auf. Mist! Panik bricht aus. Und ich werde den Bedürfnissen meiner Patienten nicht mehr gerecht. Jetzt fällt mir ein, dass ich sämtliche Infusionen noch nicht angehängt habe, also mach ich mich auf den Weg. Es klingelt. Herr Janßen ist sauer, weil ich vergessen habe ihm seine Schlafmedikamente zu bringen. Jetzt muss ich in das Zimmer von Marie, um die Infusion abzuhängen, die bestimmt schon lange durch ist. Die Mitpatientin äußert, dass sie auf Toilette muss, also heißt es Nachtstuhl holen und die Patientin mobilisieren. Was ein Akt, mein Rücken schreit schon Alarm. Ich lege ihr die Klingel hin. Nun habe ich endlich mal ein paar Minuten Zeit, mit dem Stellen der Medikamente zu beginnen. Ich merke mein nächtliches Tief und habe große Probleme mich zu konzentrieren. Auf einmal nehme ich Schreie aus dem Zimmer von Marie und der neuen Patientin wahr. Sofort mache ich mich auf den Weg. Die Patientin scheint trotz meiner Anleitung die Funktion der Klingel nicht verstanden zu haben. Ich säubere sie und mobilisiere sie zurück in das Bett. Nun verlasse ich das Zimmer und beginne mit meiner zweiten nächtlichen Runde. Jetzt heißt es wieder lagern und nach

dem Bewusstsein gucken. Mittlerweile ist es 3 Uhr nachts und ich bin im letzten Zimmer angekommen. Ich bemerke, dass Herr Lux, der Patient am Fenster, eine veränderte Atmung hat und sich die Extremitäten bereits sehr kalt anfühlen. Ich schnappe mir mein Telefon und rufe den Diensthabenden an. Der Patient hat tierische Angst vor dem Tod und ich kann ihn nicht alleine lassen. Jetzt nur hoffen, dass es nicht zu weiteren Zwischenfällen kommt. Mist – es klingelt, doch Herr Lux scheint es gleich geschafft zu haben. Ich muss Prioritäten setzen und bleibe weitere 5 Min. bei Herrn Lux, bis er seinen letzten Atemzug gemacht hat. Herr Lux wurde mehrere Jahre auf unserer Station therapiert und sein Tod geht mir sehr nahe. Der Diensthabende trifft endlich ein und kann die erste Leichenschau vornehmen. Völlig fertig verlasse ich das Zimmer. Auf dem Flur, erwartet mich eine stinksaure Marie, die ein völlig schmerzverzehrtes Gesicht macht – Oh mein Gott, wäre ich mal doch schneller zur Klingel gelaufen. Ich bringe sie zurück in ihr Zimmer und versichere, ihr sofort etwas gegen die Schmerzen zu bringen. Endlich ein bisschen Ruhe. Ich komme jetzt dazu, die Medikamente fertig zu stellen und die Vorfälle der bisherigen Nacht zu dokumentieren. Um 04:30 Uhr nehme ich entsetzliche Schreie wahr die wieder aus dem Zimmer von Marie kommen. Als ich im Zimmer ankomme, nehme ich eine völlig verängstigte Marie wahr. Doch wo war die andere Patientin? Ich mache das große Licht an und entdecke sie vor dem Fenster auf dem Boden liegend. Wie hat sie es alleine aus dem Bett geschafft? Ich spreche die Patientin an … Gott sei Dank, sie reagiert. Leicht überfordert gehe ich im Kopf die nächsten Schritte durch. Ich gebe der Patientin ihre Decke und das Kissen auf den Boden, zücke mein Telefon und rufe auf 1C an. Eine der beiden Nachtschwestern erklärt sich sofort bereit mich in meiner Arbeit zu unterstützen. Zu zweit mobilisieren wir die Patientin erst in den Nachtstuhl und anschließend zurück ins Bett. Ich konsultiere wieder den Diensthabenden, weil sie über starke Schmerzen klagt. Dieser veranlasst sofort ein Röntgen, da er vermutet, dass die Patientin das Handgelenk gebrochen hat. 20 Min. später schiebe ich die Patientin zum Röntgen, während die Kollegin auf der Station die Stellung hält. Das Handgelenk ist gebrochen. Ich bringe die Patientin wieder auf das Zimmer, gebe ihr etwas gegen die Schmerzen und begebe mich zurück in das Dienstzimmer, um noch schnell die Wagen für den Frühdienst vorzubereiten. Und dann kommt auch schon der Frühdienst. Ich erzähle der Schülerin von der anstrengenden Nacht und wie sehr ich mich auf meine Zigarette und mein Bett freue. Nach der Übergabe fahre ich nach Hause und lege mich ins Bett. Doch vor lauter Angst etwas vergessen zu haben fällt mir das Einschlafen schwer. Noch so eine Nacht überlebe ich nicht.

Aus Sicht der Patientin Marie.

Hallo, ich bin Marie und ich liege seit einigen Tagen wegen einer akuten Leukämie im Krankenhaus. Es ist früh am Abend und meine Eltern sind gerade gegangen. Zurzeit liege ich alleine auf dem Zimmer, worüber ich ganz glücklich bin. Ich bin froh, dass ich mein Handy hier habe, da der Fernseher nicht funktioniert. Mittlerweile ist es schon 21 Uhr und ich bin müde. Der Nachtdienst hat gerade seine Schicht begonnen. Ich liege bereits im Bett als die Schwester ihren ersten Rundgang macht. Wie immer kommt sie auch in mein Zimmer und versichert sich, dass alles in Ordnung ist. Ich komme langsam zur Ruhe und mir fallen die Augen zu. Es ist 23 Uhr als mich ein lauter Knall aus dem Schlaf reißt. Ich öffne die Augen, um nachzusehen was dieses laute Geräusch verursacht hat. Die Nachtschwester schiebt eine neue Patientin in das Zimmer. Die Patientin ist sehr alt und scheint desorientiert zu sein, da sie immer wieder fragt, wo sie sei. »Schluss mit der Ruhe«, denke ich mir. Nachdem die Schwester die Vitalzeichen der Dame durchgemessen hat, verlässt sie gestresst das Zimmer. Ich schließe wieder meine Augen und versuche zu schlafen. Plötzlich kommt die Nachtschwester erneut in das Zimmer, da sie vergessen hat mir die Infusion anzuhängen. Na super, jetzt habe ich auch noch dieses nervige Ding an meinem Handrücken befestigt. Es ist jetzt Mitternacht und ich habe kaum ein Auge zugemacht. Die Patientin neben mir schnarcht so laut, dass ich das Gefühl habe, sie würde bei mir mit im Bett schlafen. Und als wäre das nicht schon genug, kommt erneut die Nachtschwester in das Zimmer, um mir die Infusion abzuhängen. Jetzt ist auch meine Mitpatientin wach die dringend auf die Toilette muss. Schon von weitem höre ich den Nachtstuhl klappern. Die Schwester mobilisiert die Dame mit aller Kraft auf den Toilettenstuhl und drückt ihr die Klingel in die Hand damit sie sich meldet, wenn sie fertig ist. Das ganze Zimmer fängt an bestialisch zu riechen. Ich könnte kotzen! Nach 5 Min. ist die Patientin dann endlich fertig.

Doch anstatt zu klingeln, fängt sie an zu schreien: »Hallo … Hallo! Ich bin fertig!«. Daraufhin kommt die Schwester in das Zimmer, macht sie frisch und hilft ihr wieder in das Bett. Es ist schon fast 1 Uhr und ich bin todmüde. Endlich ist es ruhig und ich kann ein bisschen schlafen. Als ich wieder wach werde ist es 3 Uhr am Morgen und ich habe wahnsinnige Schmerzen. Ich klingle und hoffe, dass die Nachtschwester schnell kommt und mir etwas gegen die Schmerzen gibt. Nach 10 Min. ist sie immer noch nicht da. Ich werde langsam wütend da die Schmerzen kaum noch auszuhalten sind. Ich kann nicht länger warten und stehe mit letzter Kraft auf und laufe auf den Flur, um die Schwester zu suchen. Ich sehe sie am Ende des Flures aus dem Zimmer kommen. Ich laufe auf sie zu. »Seit über 10 Min. bin ich schon am Klingeln, weil ich diese Schmerzen nicht mehr aushalten kann. Sie müssen mir jetzt etwas dagegen geben. Es kann doch verdammt nochmal nicht wahr sein, dass ich so lange warten muss.«, schnauzte ich sie an. Die Schwester schickt mich wieder auf das Zimmer und versichert mir, dass sie sofort bei mir ist. Tatsächlich ist sie 5 Min. später auf meinem Zimmer und hat etwas gegen die Schmerzen dabei. Nach kurzer Zeit schon sind die Schmerzen weniger geworden und ich kann versuchen wieder einzuschlafen. Die Ruhe hält allerdings nicht lange. Ich öffne meine Augen und blicke in das Gesicht der Mitpatientin. Vor Schreck gebe ich einen lauten Schrei von mir. Ich fordere sie auf mein Bett zu verlassen. Schließlich steht sie auf und läuft orientierungslos durch das Zimmer. Am Fenster angekommen, reißt sie die Gardinen mit aller Kraft runter, verliert das Gleichgewicht und stürzt auf den Boden. Die Dame schreit vor Schmerzen. Ich betätige die Klingel und hoffe, dass die Schwester nicht schon wieder so lange braucht, bis sie da ist. Wenige Augenblicke später, steht sie auch schon im Zimmer. Sie bekommt die Patientin allerdings nicht alleine zurück in das Bett und verständigt eine zweite Schwester, die ihr dabei helfen soll. Es dauert nicht lange und der Arzt steht im Zimmer, um die Dame zu untersuchen. Zusammen mit dem Arzt schieben die Schwestern die Patientin zum Röntgen. Endlich Ruhe! Ich schließe meine Augen und schlafe direkt ein. Es ist 5 Uhr als ich mal wieder von der Nachtschwester geweckt werde, die gerade die Patientin zurück in das Zimmer schiebt. Ich bin mit meinen Nerven am Ende. Die restliche Nacht über weint die Dame neben mir sehr viel. Um 6 Uhr am Morgen geht das Licht im Zimmer an und der Frühdienst steht vor mir. Die Schwester fragt mich, ob ich gut geschlafen habe. Ich muss mich zusammenreißen, dass ich nicht explodiere. Aber da ich keine Lust habe zu reden und total übermüdet bin, nicke ich nur und bemühe mich um ein Lächeln.

⫶⫶⫶ *Aufgaben:*

1. Markieren Sie relevante Aussagen/Schlüsselbegriffe im obigen Text.
2. Erstellen Sie eine Tabelle mit den Wünschen, Bedürfnissen und Nöten von Marie (Patientin) und der Nachtwache!
3. Tauschen Sie sich darüber aus: *Was sind Ihre Gedanken hierzu? Wie fühlen Sie sich?*
4. Haben Sie ähnliche Erfahrungen (als Patient/in oder Nachtwache) gemacht?
5. Ergänzen Sie Ihre Tabelle aus Aufgabe zwei um die Perspektive der »Nebenrollen« in der Geschichte. Wer ist z. B. vom Personalschlüssel in der Nacht ebenfalls betroffen?
6. Informieren Sie sich zu aktuellen (Pflege-) politischen Debatten in Bezug zur Generalistik, Personalschlüssel und Boni von Nachtwachen.

3.2.12 Infoblatt 1: Kommunikationsaspekte

Die Vielzahl individueller Lebensstile, kultureller Hintergründe und abweichender Altersbilder nimmt im Themenfeld »Kommunikation« eine besondere Stellung ein. Um zielgruppenspezifische Kommunikation zu begünstigen und im späteren Kontext Betreuungsangebote entwickeln zu können, ist es von grundlegendem Interesse, welche uns davon in der Pflegepraxis begegnen (können) und als angehende Pflegefachkräfte ein kritisches Bewusstsein im Selbst- und Fremdbild zu entwickeln und zu reflektieren. Eine einführende Behandlung dieser Themen erfolgt in diesem Abschnitt.

Lebensstile und Milieus: »Wen habe ich vor mir?«

In Orientierung an die Sinus-Milieustudie lassen sich Unterschiede zwischen der Grundorientierungen der Menschen feststellen. So neigen einige Menschen zu einem eher entdeckenden/explorativen Lebensstil bzw. fühlen sich diesem Milieu zugehörig, andere legen eine mehr traditionelle bis konservative Lebensweise an den Tag. Ein weiterer Faktor stellt die soziale Lage der Menschen dar, zwei Aspekte hieraus sind verfügbare finanzielle Mittel (Einkommen, Geld) und Bildungsgrad (Bildungskapital). Nach Sinus lassen sich so Gruppen bilden, die entweder für sich eine Einheit bilden oder Überscheidungen mit/zu anderen Gruppen und Lebensbereichen aufweisen. Pflegekräfte als auch zu Pflegende begegnen sich im Kontext der Pflege und weisen divergierende Eigenschaften aus den Milieus (sozial gehoben, der Mitte sowie unteren Mitte bzw. »Unterschicht« im Sinne des Prekariats auf). Dieses Wechselspiel aus Faktoren und Einflüssen wirkt sich auch auf das »Wie« des Alterungsprozesses aus (Vgl. Sinus-Institut 2022). Innerhalb der Gesellschaft, welche sich aus der Gesamtheit aller Milieus zusammensetzt, gibt es verschiedene Vorstellungen und Erwartungen vom Alter und Altern (vgl. BMFSFJ, 2010. Diese sollen kurz skizziert werden.

Alterstheorien: »Wie (können) Menschen altern?«

- *Engagement-Theorie:* Das aktiv sein steht hier im Vordergrund, in der Zeit nach der Verrentung bzw. in der zweiten Lebenshälfte werden sich neue Aktivitäten gesucht und den Interessen nachgegangen.
- *Disengagement-Theorie:* Hier steht der Rückzug aus dem Erwerbs- und täglichen Leben im Fokus. Der eigene Lebens- und Wirkbereich wird auf den Nahbereich reduziert und es erfolgt ein schrittweiser Rückzug aus dem gesellschaftlichen Sozialleben.
- *Kontinuitätsthese:* Dieser Ansatz vertritt die These, dass das Fortsetzen des jeweiligen Lebensstils im Übergang zwischen dem Austritt aus dem Erwerbsleben und des nachfolgenden Lebensabschnittes dem generellen Lebensstil des Betroffenen entspricht (vgl. Kliegel & Martin, 2014).

Altersbilder: »Alte Menschen sind …?«

Perspektiven auf das Alter: Problematisch erweist sich hier bereits die Formulierung einer allgemeingültigen Definition des Begriffes »ältere Menschen«. Politik, Wirtschaft und Biologie (…) verwenden teils abweichende, teils überschneidende Definitionen zum Begriff »alt«. Hinzu kommt eine Vielzahl an Differenzierungen; so kann es in bestimmten Berufsfeldern bereits »Ältere« aufgrund des technologischen Wandels geben, obwohl der Zeitpunkt des Ausbildungsabschlusses nicht weit zurückliegt, z. B. im Berufsfeld Informatik. Weiterhin kann aus gerontologischer Perspektive in das biologische, kalendarische, soziale und »gefühlte« Alter unterschieden werden. »Altersbilder« bezeichnen verschiedene Ansichten und Perspektiven über den Alterungsprozess. Sie beinhalten individuelle und gesellschaftliche Vorstellungen vom Alter als Zustand, des Prozesses der Älterwerdung und »alter Menschen« als Gruppe. Diese können mehr oder weniger positiv bzw. negativ behaftet sein und im Auge des Betrachters plakativ wirken. Ähnlich dem Phänomen der selbsterfüllenden Prophezeiung werden den älteren

Menschen Fähigkeiten zu- oder abgeschrieben, die eigene Vorstellung von (erhaltenen) Fähigkeiten beeinflusst dabei die eigene Leistungsfähigkeit. Aus den Altersbildern im wissenschaftlichen Diskurs werden im Folgenden zwei relevant erscheinende näher vorgestellt (vgl. Gündisch, 2012; BMFSFJ, 2010).

- *Defizitorientierte Altersbilder:* Defizitorientierte Altersbilder gehen davon aus, dass es im Alter zu einem nicht- oder nur gering kompensierbaren Abbau und Verlust von körperlichen und kognitiven Fähigkeiten kommt. Gestützt wurden diese Aussagen und Annahmen einerseits aus Beobachtbaren körperlichen- und geistigen Defiziten im zunehmenden Alter, aber auch durch die Anfänge der Gedächtnis- und Intelligenzforschung. Es galt als allgemein anerkannt, dass sich zwischen dem 20. und 30. Lebensjahr die kognitiven-physischen Fähigkeiten auf dem Zenit befanden und mit zunehmendem Alter hin abnahmen. Widerlegt werden konnte dieses Bild vom starren, mit Verlust verbundenem Alter(n) u. a. durch die Arbeiten von Baltes (1997) und Lehr (2003), die zeigten, dass »Alter- und Altern« vielschichtige und variable Konstrukte sind, die sich positiv beeinflussen lassen (vgl. Hartmann, 2013).
- *Kompetenzbasierte Altersbilder:* Kompetenzbasierte Altersbilder relativieren die natürlichen Abbauerscheinungen im Alter mit weitgehend erhaltenen und/oder gleichbleibenden Ressourcen. Das kalendarisch-biologische Alter ist nicht zwangsläufig ein Indikator für die Leistungsbereitschaft oder Fähigkeit eines älteren Menschen. Ebenso wenig kann Alter per se mit der Zunahme von körperlichen- und psychischen Krankheiten gleichgesetzt werden. Die Entwicklung von Fähigkeiten und Ressourcen im Alter muss differenziert betrachtet werden, denn obwohl es einen gewissen altersbedingten Abbau von Ressourcen im Vergleich zu Jüngeren gibt, bleiben Fähigkeiten sowohl erhalten als auch in Teilen weiter entwickelbar, wie man u. a. an der Zunahme von Senior-Studentinnen- und Studenten sehen kann (vgl. ebd.).

Beziehungsstrukturen: Rollen – Kommunikation – Akteure – Konflikte

> »Nehmen Sie die Menschen, wie sie sind, andere gibt's nicht«.
> Konrad Adenauer

Pflege ist grundlegend ein sozialer Prozess, in dem Kommunikation die Basis darstellt. Nach Luhmanns Systemtheorie bestehen alle Prozesse und Verbindungen aus Kommunikation. Jedes System z. B. das Innenleben bzw. die Gefühlswelt einer Person, die Familie als System, die Arbeit etc. bilden Querverbindungen unter- und zueinander aus. Die Überlappung erleben wir Menschen als Rollen. Diese können sich dabei ergänzen oder kontrastieren. Als kurzes Beispiel sei eine Pflegekraft genannt, die privat eng mit der Tochter einer Bewohnerin befreundet ist, vielleicht auch schon bevor die Pflegebeziehung entsteht. Hier kann sich ein Rollen und Interessenkonflikt entwickeln, da eine Trennung zwischen beruflich und privat niemals konsequent durchführbar ist. Die Einrichtung fungiert hierbei als Schmelztiegel, als institutionelles Bindeglied (▶ Tab. 11).

Person	Erwartung
Pflegekraft	• Ausbildung und Fachlichkeit, Professionsethik, Werte und Normen • Berufs-Ich und Privat-Ich; Zeitvorgaben, Unterbesetzung
Zu pflegende Person	• Ungeäußerte Wünsche oder verdeckte Erwartungshaltung sowie Ängste • Gewohnheiten, Vorlieben, Abneigungen • Kontrollverlust • Erkrankungen/Abhängigkeiten
Angehörige	• Schuldgefühle, Kontrollverlust • Verdeckte Erwartungshaltung sowie Ängste
Einrichtung/Träger	• Ökonomische Ziele des Trägers

Tab. 11: Beziehungsfaktoren

Mitdenken und Kommunikation sind unerlässlich, um gegenseitige Erwartungen möglichst früh realistisch abzugleichen und um gefährliche Situationen zu vermeiden. Reden und Sprechen im Alltag erfolgen häufig mit Missverständnissen. Ein schönes Beispiel: »Wir treffen uns bei der Bank«. Parkbank oder Sparkasse?

Situation: Schock am Morgen

Situation: Ich beobachte vom Pflegetresen aus unsere zwei Praktikantinnen (14 Jahre), sie sind heute den zweiten Tag auf unserem Wohnbereich und machen einen interessierten, aktiven Eindruck. Meine Kollegin, Frau M., hat ihnen eine Liste mit Aufgaben für die Zeit zwischen 07:00 Uhr bis 10:00 Uhr gegeben. Wir kommen gegen 08:30 Uhr zur Frühstückszeit ins Gespräch. Sie erzählen mir stolz, dass Frau Z. schon vier Becher Saft (a 200 ml). getrunken hat. Sie hatten gelernt, dass ältere Menschen oft zu wenig trinken, Frau M., hatte ihnen aufgetragen, dass sie der Sitzgruppe regelmäßig zu trinken anreichen sollten.

Ergebnis: Ich spüre meinen Blutdruck steigen, atme aber wieder durch und lobe die zwei zunächst für ihren Einsatz. Dann erkläre ich ihnen, was eine Einfuhrbeschränkung ist und das Frau Z. am ganzen Tag nur 1,2 Liter über den Tag verteilt trinken darf. Sie schauen mich mit großen Augen an. Meine Kollegin hatte das Gespräch mitbekommen und schaltete sich direkt ein.

»Warum habt ihr nicht gefragt, ob es was zu beachten gibt?«

Beide Mädchen schauen Sie mit einer Mischung aus Wut und Fassungslosigkeit an. Schließlich spreche ich aus, was wir drei denken.

»Es ist deine Aufgabe, den beiden solche Infos zu geben! Du bist Fachkraft, sie sind Praktikantinnen!«

Merke! Der Fehler lag hier nicht bei den beiden Mädchen, sondern in einer fehlerhaften Kommunikation der Kollegin.

Was Familie, Freunde, Partner, Kollegen, Ärzte und Angehörige implizit verbindet ist die fehlerhafte Annahme, dass der oder die andere schon versteht, was man meint. Gedankenlesen ist jedoch nur Zauberern vorbehalten, und im privaten Umfeld kann man diese Erfahrung recht häufig machen. Wir sprechen zwar die gleiche Sprache, doch zum Verstehen des anderen gehört mehr. Die Menschen haben je nach sozialem Hintergrund, Mentalität und Sozialisation eine eigene Sprache. Dialekte und Mundarten (z. B. Friesisch, Plattdeutsch, Sächsisch) würzen das Chaos obendrein. Ebenfalls weichen die Bedeutungen von vermeintlich klaren Worten ab. »Gleich« kann einen Zeitraum von 5–45 Minuten beinhalten. »Gründlich, pünktlich, freundlich, genau formulieren« werden ebenfalls unterschiedlich definiert (▶ Tab. 12) (vgl. Forgas,1999).

Tab. 12: Kommunikationsebenen (eigene Zusammenstellung in Anlehnung an Forgas, 1999)

Verbale Kommunikation	Nonverbale Kommunikation	Paraverbale Kommunikation
Gesprochenes Wort Kulturelle Prägung von Lautstärke und Betonung, Sprechweise und Bedeutung	Nicht sprachlich, teilweise unbewusst, z. B. Körperhaltung, Gestik-Mimik	Art des Sprechens, der Betonung. Beispielsweise kann die Art und Weise der Betonung Sarkasmus, Ironie oder eine Aufforderung beinhalten.
»Kommst du auch endlich mal?«	Verschränkte Arme Steife Körperhaltung	Wahrscheinlich ist der oder die Angesprochene zu spät gekommen, Sprecher/in ist verärgert.

3.2.13 Lernjob 2: Kommunikation

1. Bewerten Sie die nachfolgenden Aussagen, unterscheiden Sie dabei die Sachebene und die Beziehungsebene!
   Praxisanleiterin Torsta lobt Schülerin Yasmine: »*Das hast du gut gemacht*«. Die Auszubildende deutet dies jedoch aufgrund eines wenig guten Verhältnisses zur Praxisanleiterin auf dem »falschen« Ohr: »*Ja, ich weiß, ich muss das noch üben, verschaukeln Sie mich nicht!*«.
2. Vergleichen Sie die nachfolgenden Sätze und begründen Sie, welcher Ihnen mehr zusagt:
   a) »*Du hast es wieder nicht richtig gemacht! So dumm kann man doch nicht sein! Aber ja, es war diesmal schon wenigstens etwas besser als der Versuch davor!*«
   b) »*Das war nicht so, wie ich es mir vorgestellt habe, vielleicht habe ich mich nicht genau ausgedrückt bei der Anleitung? Wie hast du mich vorhin verstanden und was brauchst Du, damit es besser klappt? …*«
3. Bewerten Sie den Satz: »*Die Frau Schulte ist halt alt, da muss man lauter sprechen!*«

72

4. Selbstreflexion:
   a) Notieren Sie, was Ihr eigenes Bild vom Alter ist.
   b) Ausgehend von Ihrem aktuellen Alter, wie stellen Sie sich Ihr Leben im Alter vor?
   c) Sie können dies aufschreiben oder künstlerisch umsetzen
   d) Quizfrage: »*Wann ist man alt?*«

3.3 Klausurvorlagen/Tests

3.3.1 Das missglückte Frühstück

Datum _____   Name/Vorname_____
Klasse _____   Lehrkraft _____

Handlungssituation: Die angehende Pflegefachfrau Annika kauft für ein Geburtstags-Frühstück mit ihren Kolleginnen und Kollegen vom Wohnbereich drei ein. Die Sachen sehen frisch und lecker aus. Aber schon am nächsten Morgen kriegt sie im Pausenraum beim Eindecken einen großen Schreck. Brot und Joghurt haben grünliche Stellen und die Milch riecht sauer. Laut Mindesthaltbarkeitsdatum (MHD) sollten die Sachen noch ca. 8 Tage haltbar sein! Frau Woller, 72 Jahre, wird darauf aufmerksam und versucht Annika zu beruhigen.

»Hör mal Kind, damals nach dem Krieg hatten wir oft nichts zu Essen und schlechtes Essen gab es nicht, nur zu wenig. Ich habe noch gelernt, dass der Teufel in der Not auch Fliegen isst! Also schneide die grünen Stellen ab, das geht beim Käse und Marmelade auch. Schau mal, der Blauschimmel muss sogar so aussehen, wie er aussieht! Ich habe damals Sachen gegessen, die weit schlimmer als das hier waren!«

1. Nenne fünf Faktoren, die sich auf das Wachstum von Bakterien/Pilzen auswirken!
   (____/5)
2. Erkläre, wie sich eine sehr zuckerreiche Umgebung auf das Wachstum von Pilzen auswirkt!
   (____/3)
3. Pilzsporen sind sehr resistent gegenüber Umweltfaktoren. Erkläre, woran das liegt!
   (____/3)
4. Beschreibe den Unterschied zwischen Blauschimmel und Brotschimmel!
   (____/3)
5. Temperatur und Nährstoffangebot können die Reproduktionszeit von Bakterien mit der Zeit *exponentiell* werden lassen. Erkläre, was das bedeutet und welche Rolle es für den Umgang mit Lebensmitteln spielt!
   (____/5)

6. Würden Sie den Rat von Frau Woller annehmen, schlechte Stellen wegschneiden und dann mit dem Team frühstücken? Begründen Sie! (___/5)

 Viel Erfolg!

Maximale Punkte:	Davon erreicht:	Note:	HZ Lehrkraft
24	_____ (In %_____)		

Möglicher Erwartungshorizont

1. Nenne fünf Faktoren, die sich auf das Wachstum von Bakterien/Pilzen auswirken!
   – Verfügbare Nährstoffe, Temperatur, Sauerstoff, Wasser, PH-Wert
2. Erkläre, wie sich eine sehr zuckerreiche Umgebung auf das Wachstum von Pilzen auswirkt!
   – Sie entzieht der Umgebung Wasser, dadurch ist das Wachstum gebremst.
3. Pilzsporen sind sehr resistent gegenüber Umweltfaktoren. Erkläre, woran das liegt!
   – Sie sind »verkapselt« und damit sehr widerstandsfähig, bis sie in eine bessere Umgebung gelangen.
4. Beschreibe den Unterschied Hygiene zwischen Blauschimmel und Brotschimmel!
   – Blauschimmel ist ein »guter« Schimmel, d. h. er produziert keine Toxine, sondern trägt zur Haltbarkeit oder dem Geschmack von z. B. Käse bei. Brotschimmel hingegen verstoffwechselt seine Nahrung zu, für Menschen, giftigen Produkten.
5. Temperatur und Nährstoffangebot können die Reproduktionszeit von Bakterien mit der Zeit *exponentiell* werden lassen. Erkläre, was das bedeutet und welche Rolle es für den Umgang mit Lebensmitteln spielt!
   – Es bedeutet, dass bei guten Bedingungen aus 2 Bakterien 4 werden, aus 4 werden 8, dann 16, 32 etc. Nach wenigen Stunden, bei ca. 20 Minuten Teilungsrate, hat man nach wenigen Stunden bereits Tausende bis Millionen Keime, die den Körper krank machen können. Besonders für Kinder und Ältere ist dies gefährlich.
6. Würden Sie den Rat von Frau Woller annehmen, schlechte Stellen wegschneiden und dann mit dem Team frühstücken? Begründen Sie!
   – Das Brot kann vom Pilz Mycel bereits weit durchdrungen sein, dies ist von außen nicht feststellbar. Deshalb sollte das Brot nicht verzehrt werden. Nur die sichtbare Stelle zu entfernen ist ein Gesundheitsrisiko.
   – Der Joghurt ist zu entsorgen, da sich bereits Toxine gebildet haben könnten.

– Trockner und fetthaltiger Käse kann unter Umständen noch essbar sein, wenn der befallene Bereich großzügig/flächig entfernt wird.
– Der Blauschimmel (siehe 4) ist wahrscheinlich in Ordnung, allerdings kann unter Umständen »guter Schimmel« nur bedingt von schlechtem unterschieden werden.

3.3.2 »Haste mal ne Zigarette und Feuer?«

Datum _____ Name/Vorname_____
Klasse _____ Lehrkraft _____

Handlungssituation: Luca M., 17 Jahre schreibt ihrer Freundin Lara via Messenger:

Luca: »Man war das ein Wochenende! Sind wieder mal durch die Stadt gezogen, Mephisto, Druckluftkammer, Spökes! Schade, dass du nicht dabei warst, :(War eine schöne Ablenkung vom Stress mit Alex und mit Mama. Musste heute zwei Ibu einwerfen, der Kopf brannte noch vom Wochenende, einer der Cocktails war wohl schlecht :D Würd gerne die Tage mit dir abhängen und über Alex reden, oder mal wieder eine Runde joggen. Allein kann ich mich nicht aufraffen. [Sonntag, 08.01.2023 18:04]

Lara: Hee, ich hab so koopfweh, Mama hat doch gestern Gebbi gefeiert. Schlafe weiter gute 8acht. [Sonntag, 08.01.2023 19:04]

Luca: Hey, wie geht's dir? Hatte grad wieder Stress mit meiner Lehrerin, der kann ich das nie recht machen! Kuchen zu süß, Suppe zu salzig. Ich glaub ich schmeiß die Hauswirtschaft hin! In der Pause hab ich erstmal zur Entspannung eine geraucht, Jonas hat mir eine Runde mit seiner E-Zigarette spendiert. Ist glaube ich auch gesünder als normale Ziggas. Und Alex und ich haben Schluss gemacht, dass frisst so viel Energie -.- Um 3 hab ich aus, wollen wir dann in die Stadt und was trinken auf den Stress zum Abspannen und Frust wegkriegen? Wie läufts eigentlich bei dir? Schreib mal zurück oder liegst du noch flach vom Party machen? :/ [Montag, 09.01.2023 12:00]

1. Nennen Sie bitte drei Gruppen von Suchtmitteln (Stofflich – Nicht-Stofflich)! (_____/3 P)
2. *Notieren Sie* in Stichpunkten, wovon Luca positiv berichtet (a) und was sie bedrückt (b). Was fällt Ihnen an Lara auf? (_____/4 P)
3. Wie schätzen Sie das Konsumverhalten von Luca ein? Begründen Sie! (_____/4 P)
4. Erklären Sie den Unterschied zwischen Genussmittel und Suchtmittel! (_____/2 P)

5. Bewerten Sie die Aussage:
»Wer an ein oder zwei Tagen in der Woche verzichten kann hat kein Problem!«
(____/4 P)

6. Formulieren Sie vier Alternativen zum Konsum von Genussmitteln, um Stress abzubauen!
(____/4 P)

7. Erklären Sie die Wirkweise von Suchtmitteln!
(____/4 P)

8. Was sind »verdeckte Süchte«?
(____/4 P)

 Viel Erfolg!

Maximale Punkte:	Davon erreicht:	Note:	HZ Lehrkraft
29	_____ (In %_____)		

Möglicher Erwartungshorizont

1. Nennen Sie bitte drei Gruppen von Suchtmitteln (Stofflich – Nicht-Stofflich)!
   - Alkohol (Bier, Wein, Sekt, Weinbrand, Likör, Schnaps [...])
   - Drogen (Cannabis, Ecstasy, Crystal Meth, Klebstoff [...] Zucker, Salz, Vanille)
   - Nikotin Zigaretten, E-Zigarette, Zigarre
   - Nicht stoffliche Süchte: Spielsucht, Kaufsucht

2. Notieren Sie in Stichpunkten, wovon Luca positiv berichtet (a) und was sie bedrückt (b). Was fällt Ihnen an Lara auf?

Positiv	Negativ
Party gemacht	Lara war nicht dabei
Ablenkung von Freund Alex und der Mutter	Kopf »brennt« noch vom Wochenende
Möchte joggen gehen	Zwei Ibu »eingeworfen«
Hat zur Entspannung geraucht	Stress mit der Lehrerin/Ausbildung, überlegt diese abzubrechen
Trennung vom Freund (?)	Trennung vom Freund (?)

   - Freundin Lara scheint entweder schon im Halbschlaf oder ist völlig verkatert!

3. Wie schätzen Sie das Konsumverhalten von Luca ein? Begründen Sie!
   - Luca raucht und trinkt Alkohol, um Stress zu reduzieren, sie schadet damit ihrer Gesundheit und scheint auch ein ausgeprägtes Trink- bzw. Konsumverhalten zu haben, da sie ab 15 Uhr in die Stadt möchte, um zur Entspannung was zu trinken.
4. Erklären Sie den Unterschied zwischen Genussmittel und Suchtmittel!
   - Der Übergang zwischen einem Genussmittel (Kaffee, Alkohol, Nikotin) zu einem Suchtmittel ist fließend. Kriterien sind die Menge und Dauer/Häufigkeit des Konsums. Dabei gibt es so gut wie keinen »risikoarmen« Konsum, da zellschädigende Substanzen in den Körper gelangen.
5. Bewerten Sie die Aussage:
   »Wer an ein oder zwei Tagen in der Woche verzichten kann hat kein Problem!«
   - Die Aussage ist kritisch zu betrachten, da sie impliziert, an fünf von sieben Tagen problemlos trinken zu können. Da es verschiedene Trinktypen gibt, sind zwei Tage pro Woche wenig aussagekräftig!
6. Formulieren Sie vier Alternativen zum Konsum von Genussmitteln, um Stress abzubauen!
   - Gespräche führen, körperliche Betätigung, Stressreduktion, Resilienzförderung
7. Erklären Sie die Wirkweise von Suchtmitteln
   - Sie haben eine dämpfende, euphorisierende Wirkung (je nach Dosis und Typ). Das Belohnungszentrum im Gehirn reagiert, es werden positive Gedanken damit verbunden. Stress und Angst werden gelindert, die Risikobereitschaft/Aggression nimmt zu.
8. Was sind »verdeckte Süchte«?
   - Darunter fallen z. B. Alkohole in Medikamenten/Medikamente, z. B. Nasenspray oder z. B. Zucker/Salz.

3.3.3 Ein Missverständnis!

Datum _____   Name/Vorname_____
Klasse _____   Lehrkraft _____

Handlungssituation: Altrocker Jürgen Pas (67 Jahre) muss aufgrund eines Motorradunfalls unterstützt werden, er hat Pflegegrad 3. Bis vor kurzem war noch eine Versorgung im ambulanten Setting möglich. Jürgen stammt aus eher bescheidenen Verhältnissen und hat sein Geld mit gebrauchten Autoteilen gemacht, zwischendurch auch mit der Arbeit als Security auf Festen. Er hat die Hauptschule mit einem Abgangszeugnis abgeschlossen und spricht eher laut und direkt aus, was er denkt. Im Kontrast dazu steht seine Liebe zu Haustier Minki, einer Katze. Sein Rollstuhl ist mit vielen Stickern und Klebefolien geschmückt. Die angehende Pflegefachfrau Lea soll ein biografieorientiertes Angebot planen und setzt sich etwas eingeschüchtert dem stämmigen Mann gegenüber, der im Hintergrund die Band

»Sabaton« hört. Auf dem Smartphone sendet ihm jemand Bilder von einem Bikertreffen zu.

»Hallo Herr Pas, guten Tag, ich bin die Lea und würde Sie gerne mitnehmen zur Männergruppe, heute basteln wir Vogelhäuser [...]«. Weiter kommt sie nicht, da Herr Pas direkt unterbricht.

»Schätzchen, ich glaube, Du hast einen Vogel?«. Lea schluckt und kämpft mit den Tränen.

»Ich will Sie nur aktivieren und sozial einbeziehen!«, murmelt sie unsicher.

»Was ich brauche ist mein Motorrad, ne scharfe Biene im Beiwagen und mein Fässchen Pils!«. Er zwinkert ihr zu. *»Lust und Zeit?«* Lea flüchtet aus dem Zimmer.

Herr Tefi, die Wohnbereichsleitung kommt kurz darauf ins Zimmer und fragt, warum er so mit der Auszubildenen spricht. Herr Pas wirkt aufrichtig irritiert. *»Ich habe der Kleinen gesagt, was ich brauche. Keine Vogelhäuser. Das brauche ich gerade noch, mit dem feinen Gockel von Gegenüber, der mal ein hohes Tier in der Bank war, Vogelhäuser zusammen kloppen. Dat ist nix für Männer! Außerdem, die Kleine kann doch meine Enkeltochter sein. Glauben se, ick fühl mich wohl, wenn die mich hier so im Rollstuhl eingepfercht sieht?!«*

112 *Ihre Fragestellungen zur Bearbeitung:*

1. Fassen Sie die Situation kurz in eigenen Worten zusammen!
   (____/2 P)
2. Schätzen Sie das Angebot von Lea auf Eignung/Passung hin ein!
   (____/2 P)
3. Welche Wünsche und Kritik hat Herr Pas geäußert?
   (____/4 P)
4. Wie schätzen Sie das Gespräch zwischen Lea und Herrn Pas ein? Begründen Sie, weshalb Lea so reagiert!
   (____/4 P)
5. Welche Möglichkeiten gibt es für Herrn Tefi, um die Situation zu entschärfen?
   (____/4 P)
6. Entwerfen Sie ein alternatives Betreuungsangebot!
   (____/8 P)

Maximale Punkte:	Davon erreicht:	Note:	HZ Lehrkraft
24	____ (In %____)		

Möglicher Erwartungshorizont

1. Fassen Sie die Situation kurz in eigenen Worten zusammen!
   - Die Azubine Lea soll Herrn Pas ein Betreuungsangebot machen. Dabei spricht Herr Pas unerwartet grob (aus Leas Sicht) mit ihr. Sie rechtfer-

tigt sich (unbeholfen) und verlässt schließlich das Zimmer. Herr Pas scheint einerseits ihre Reaktion nicht zu verstehen und andererseits sind ihm der Altersunterschied und seine körperliche Einschränkung unangenehm.

2. Schätzen Sie das Angebot von Lea auf Eignung/Passung hin ein!
   - Das Angebot (Männergruppe) ist ein traditionelles geschlechtsspezifisches Angebot. Die Aktivität selbst jedoch ist wenig angebracht, auch wenn man das natürlich erst nach Abfrage sicher weiß. Offenbar fühlt er sich dabei »nicht männlich« genug und auch die Teilnehmer (oder zumindest einer) scheint ihn abzuschrecken.

3. Welche Wünsche und Kritik hat Herr Pas geäußert?
   - Was er will: Bier, ein Motorrad und weibliche Begleitung
   - Kritik: Altersunterschied zu Lea

4. Wie schätzen Sie das Gespräch zwischen Lea und Herrn Pas ein? Begründen Sie, weshalb Lea so reagiert!
   - Herr Pas hat eine direkte und schroff wirkende Art, zu sprechen. Lea ist dies vermutlich nicht gewohnt, zumal sie in ihrer beruflichen Rolle professionell auftreten möchte. Für Sie ist das ein verbaler Angriff »Du hast einen Vogel?«. Damit teilt er mit, dass er das Angebot ablehnt. Das er fragt, ob sie mit ihm fahren möchte, stellt eine Grenzüberschreitung für Lea dar. Sie hätte darauf schlagfertig antworten können, beide kommunizieren jedoch (zu) unterschiedlich. Alter, Bildung und Sozialisation sind hier drei Faktoren. Möglicherweise nimmt er Lea aufgrund ihres Alters (»*Könnte Enkeltochter sein!*«) und ihrer unglücklich ehrlichen Formulierung (»*[...] will Sie aktivieren und sozial einbeziehen*«) nur bedingt ernst. Vielleicht wäre eine andere Formulierung vor seinem soziokulturellen Hintergrund besser gewesen, z. B. »Die Reifen wollen bewegt werden«. (Biografiebezug, Bikerslang).

5. Welche Möglichkeiten gibt es für Herrn Tefi, um die Situation zu entschärfen?
   - Das Gespräch an eine ältere und ggf. männliche Pflegekraft delegieren.
   - Das Gespräch an eine ältere und ggf. männliche Pflegekraft delegieren und Lea in 2. Reihe mitwirken lassen.
   Herrn Pas bitten, anders mit der Auszubildenden zu sprechen.

6. Entwerfen Sie ein alternatives Betreuungsangebot!
   - Die Situation beinhaltet Ansatzpunkte für Alternativen. Er kann zu anderen Aktivitäten der Männergruppe eingeladen werden, z. B. Grillen oder »basteln«. Basteln im Sinne von schrauben oder Aktivitäten mit Bezug zum Motorsport (Fahrräder reparieren, Ausflüge, Wettkämpfe beobachten). Jemand schickt Herrn Pas Bilder von einem Bikertreffen. Wenn es sein Chapter ist (Verein; Vereinigung), kann man ihn vielleicht dorthin bringen? Vorausgesetzt, es ist ihm nicht unangenehm, im Rollstuhl dort zu sein. (…). Ihm fehlt es an Gesellschaft. Gesellige Runden mit Bewohnerinnen und Bewohnern aus seinem ehemaligen Quartier (sofern vorhanden) können auch in Betracht kommen. Hat jemand aus der Pflegeeinrichtung ein Motorrad? Dann

könnte man dies bei Gelegenheit mitbringen und thematisieren (»Motorräder damals und heute«).

3.4 Checkliste/Verweise

3.4.1 Exemplarische Literaturtipps

Benfer-Breisacher, Almut (2018). »Resilienz in der Pflege«– von Anfang an! In: PADUA 2018 13:3, S. 195–202.

Georg, Jürgen; Weller Robert (Hrsg.) (2019). Resilienz und Resilienzförderung bei Pflegenden und Patienten. Widerstandsfähiger werden trotz widriger Umstände. 2. Auflage. Hogrefe.

Friedemann Schulz von Thun: 4 Ohren Modell & Kommunikationsquadrat. https://www.schulz-von-thun.de

Lang, Undine (2019). Resilienz: Ressourcen stärken, psychisches Wohlbefinden steigern. Kohlhammer.

Olbrich, Christa (2018): Pflegekompetenz.3. Auflage. Hogrefe.

Thieme CNE: Kommunikation Angehörige in der Pflege: Angehörige im Krankenhaus.

Thieme CNE: Artikel: Ethik in der Intensivpflege & Whistleblowing.

Kapitel 4: CE 04: Gesundheit alter Menschen fördern und präventiv handeln

4.1 (Bildungs-) Ziele/Inhalte/Kompetenzen

Auszug aus der Beschreibung der CE 04 (Vgl. BIBB, 2020, S. 64 f.).

- Gesellschaftlich relevante Handlungsfelder von Gesundheitsförderung und Prävention.
- Gesundheitsbezogene Herausforderungen in der Gesellschaft, z. B. der zunehmende Bewegungsmangel und die wachsende gesundheitliche Ungleichheit der Bevölkerung sowie die Verhältnisprävention; gesundheitliche Bedingungen von Institutionen und Belastungssituationen.
- Persönliches, gesundheitsbezogenes und präventives Handeln bzw. die Gesundheitskompetenz der Auszubildenden, der zu pflegenden Menschen und ihrer Bezugspersonen.
- Eigenes Verständnis von Gesundheit und gesundheitsförderlichem Handeln.
- Resilienz- und Risikofaktoren; Prävention von Konflikt-, Gewalt- und Suchtphänomenen.

4.2 Lernsituationen/Diskussionsimpulse

4.2.1 Kommunikation

»Du kriegst die Tür ins Gesicht I«

Situation: Ein von der Grundstimmung aggressiver, aber orientierter Bewohner, Herr K., wird zunehmend auffällig gegenüber Bewohnern und Pflegekräften. Als er Anstalten macht, von verbaler Belästigung gegenüber einer Kollegin und einer anderen Bewohnerin gegenüber schlagende Bewegungen ausführt, schalte ich mich dazwischen und versuche, beruhigend auf ihn einzuwirken. Zumindest habe ich nun seine Aufmerksamkeit und meine Kollegin kann ihren Weg zur Toilette mit der gangunsicheren Bewohnerin fortsetzen. Da seine Beleidigungen mich nicht aus der Reserve locken können, bitte ich ihn, wenn er fertig ist, sich ruhiger zu verhalten und ins Zimmer zu gehen. Er meinte daraufhin, dass ich gleich »Die Tür ins Gesicht kriege.«. Tatsächlich stößt er schnell und mit ungeahnter Kraft die offene Zimmertür auf in den Flur, wäre mein Fuß nicht einen halben Schritt nach vorne geschnellt, hätte er mich direkt am Kopf getroffen.

Ergebnis: Mit schmerzendem Fuß ziehe ich mich auf den Flur zurück, wohin mir Herr K. folgt. Er grinst mich an und holt mit der Hand aus. Ich fange den Schlag ab und schließe meine Hand um sein Handgelenk. Dann übe ich leichten, aber bestimmten Druck aus. Herr K. verflucht mich mehrfach und muss feststellen, dass der Pfleger stärker ist als er. Hörbar für alle in der Nähe sage ich »Ich bin jünger und stärker als Sie, Herr K., und sie schlagen weder mich noch meine Kollegen noch sonst jemanden hier. Ich mache sonst beim nächsten Mal Gebrauch von meinem Recht auf Selbstschutz. Haben Sie das verstanden?«. Herr K. drangsaliert ab diesem Zeitpunkt Gegenstände statt Personen.

 Merke! Immer versuchen, durch Sprache, Gestik und Mimik zu deeskalieren! Das schließt jedoch nicht aus, seine eigene als auch fremde körperliche Unversehrtheit mit der notwendigen Gewalt zu schützen. Rückzug ist häufig die beste Taktik.

»Du kriegst die Tür ins Gesicht II«

Situation: Ein relativ ruhiger Nachtdienst für eine Silvesternacht. Bis eine Bewohnerin panisch um Hilfe ruft und die Nachbarzimmer Alarm klingeln. Wir treffen Herrn K. im Zimmer von Frau B. Dieser hat entschieden, dass Zimmer mit der Frau zu nehmen, was weder bei Frau B. noch bei uns Pflegekräften auf Zustimmung stößt. Sachliche Gespräche bringen nichts, und wieder versucht er die Badezimmertür als Waffe zu verwenden. Während ich als Fachkraft noch unschlüssig bin, was am besten in dieser Situation zu tun sei, hat meine ältere Kollegin, eine erfahrene Helferin, bereits eine noch zufällig im Haus befindliche (ältere und erfahrene) Kollegin zu Hilfe geholt, die aus Witterungsgründen im Altenheim übernachtete (starkes Schneetreiben).

Ergebnis: Ich halte ihn mit aller Kraft von hinten in seinem Rollstuhl, während die Kolleginnen den Rollstuhl zu seinem Zimmer schieben. Es gelingt uns nach 15 Minuten »Kampf«, ihn im Rahmen einer 24-Stunden Notfallmaßnahe zur Abwendung von Selbst und Fremdgefährdung zu fixieren. Dies war richterlich seinerzeit auch vom Amtsgericht abgesegnet worden. Dabei wünschte er uns zum Teufel und rief laut nach der Polizei, im Chor mit Frau B., die sich noch nicht beruhigen konnte über den nächtlichen Eindringling. Der Mitbewohner von Herrn B. summte im Zimmer »Help me tonight« und klopfte mir auf die Hüfte vom Bett aus. *»Herr Pfleger, wenn Sie gleich kurz Zeit haben, ich traue mich nicht alleine zur Toilette.«.* Noch Herrn K. davon abhaltend, mir oder meiner Kollegin in die Hand zu beißen versichere ich, gleich für ihn da zu sein. Draußen knallte das Feuerwerk ins Neue Jahr.

 Merke! Immer versuchen, zu deeskalieren. Gehe dabei vom mildesten Mittel (Worte) zu dem, was nötig ist, um Gefahr abzuwenden. Ich bekam als Kritik zu hören, dass ihm keine Bedarfsmedikation verabreicht wurde – allerdings blieb meine Frage an die Wohnbereichsleitung, wie ich einem aggressiven Mann ohne ein Blasrohr diese hätte verabreichen können, bis heute unbeantwortet.

4.2.2 Essen und Trinken/Vitale Funktionen

»Das Angehörigen- und Heimleitungsgericht oder ›Das Brötchen‹«

Situation: Herr K. hat aufgrund eines Schlaganfalles Probleme beim Schlucken. Nach seiner Rückverlegung aus dem Krankenhaus kommt sein Hausarzt und merkt an, dass erstmal vorsichtig versucht werden soll, festere Nahrung zu sich zu nehmen. Vorrangig stehen Quark und Joghurt sowie angedickte Kost auf dem Plan. Seine Tochter, selbst in der Pflege tätig, kommt an diesen Tagen in die Einrichtung und spricht mich als verantwortliche Schichtleitung an, da sie wissen will, wer dafür die Verantwortung trägt. Ich frage, was sie meint, und bekomme eine Quarkspeise unter die Nase gehalten. Perplex verweise ich auf den Allgemeinzustand sowie die Arztvisite. *»Das werden wir ja sehen!«*, höre ich noch, und die Tochter von Herrn K. verschwindet in Richtung Speiseraum. Sie kommt mit einem üppig belegten Mehrkornbrötchen zurück und möchte, dass ich ihm dieses anreiche. Ich verneine und verweise erneut auf die ärztliche Anweisung sowie die Aspirationsgefahr. Ich wollte die interdisziplinäre Zusammenarbeit zwischen Arzt, Pflege und Angehörigen ins Spiel bringen und kann froh sein, gerade noch davon Abstand genommen zu haben. Denn nur 20 Minuten später …

Ergebnis: Ich sitze der Tochter, meiner PDL, der QM und Heimleitung gegenüber. Vier gegen einen, eine Gerichtsverhandlung. Der Angeklagte: Ich, ein Pfleger, der sich auf den Arztbrief und die Visite berief wie die Jünger Jesu auf die Bibel. Letztendlich bekam Herr K. jetzt wieder täglich sein Brötchen, seine Tochter trug die Nase obgleich ihres phänomenalen Sieges über mich recht hoch. Karma oder nicht, einige Wochen später erhielt er eine neue Diagnose: Pneumonie (Lungenentzündung) durch Aspiration von Nahrung. Wieder wurde ein Schuldiger vom hohen Gericht gesucht. Ich jedoch war diesmal auf der Hut und aus dem Schneider …

Merke! Fachlichkeit ist das eine, gesunder Menschenverstand eine andere Sache. Mich hat die Tatsache gerettet, dass ich den Vorgang minutiös in die Pflegedokumentation eingetragen hatte. Ebenso, wer ihn besucht und Brötchen, Kuchen etc. anreichte. Das gab natürlich wieder ein Scheingericht, was ich mir herausnehmen würde, so etwas zu tun. *Aber:* Mehr konnten sie nicht machen. Was wäre wohl gewesen, wenn ich brav angereicht hätte und diesen erheblichen *Pflegefehler* begangen hätte? Immer vor Augen haben, dass so etwas auch schnell zum Tod führen kann! Wenn die Leitung sagt, dass sie hinter dir steht, überlege, *wieweit* sie hinter dir stehen wird …

4.2.3 Für eine sichere Umgebung sorgen

»S. – Gebrauchtwaren aller Art«

Situation: Die Bewohnerin Frau S. entwickelt aufgrund ihrer Demenz zunehmend das Bedürfnis, »schöne und nützliche« Gegenstände aller Art vom Wohnbereich einzusammeln. Im Rahmen der Grundpflege, welche sie nur bedingt und tagesformabhängig akzeptiert, beobachtet eine Kollegin der sozialen Betreuung erneut dieses Verhalten. Eigentlich auf die »Verteidigung« der Wohnküche ausgerichtet, ändert sie ihre Taktik – sie »schenkt« der Bewohnerin nach dem Frühstück einen Löffel und bittet sie, diesen gut zu verstecken. Die PDL kommt hinzu und begleitet die Bewohnerin in ihr Zimmer. Dort angekommen zeigt sie stolz »ihre« Sammlung. 33 Messer, 17 Gabeln, diverse Servietten etc. Darunter auch die vor einigen Wochen verschwundene Stationskasse für Kaffee …

Ergebnis: Damit die Bewohnerin kein Verlustgefühl erleidet, wurde sie im Rahmen der sozialen Betreuung auf einen längeren Tagesausflug mitgenommen. Die Hoffnung, dass sie den Verlust »ihrer« Sachen nicht mehr realisiert, erfüllte sich. Dieses Ritual fand daraufhin alle 14 Tage statt oder dann, wenn die Wohnküche kein Besteck mehr hatte …

 Merke! Manche Dinge klären sich mit ein wenig Geduld und gutem Zureden. Validation und das Wertschätzen der Gefühle aller beteiligten Personen ist wichtig.

»Der Geruch«

Situation: Bei einem regulären Kontrollgang im Sommer machte mich eine Praktikantin auf den »seltsamen Geruch« in einem der Zimmer aufmerksam. Ich klopfe an und betrete den Raum. Die Bewohnerin räumt hastig kleine Gegenstände in ihren Schrank und schließt die Tür. Mich lässt sie nicht an den Schrank, was allerdings vor wenigen Stunden noch kein Problem darstellte. Es wird übergeben, aber man hört nichts weiter davon.

Ergebnis: Eine Kollegin von der Wäscherei stieß wenige Tage später einen spitzen Schrei aus, worauf drei Pflegekräfte reagierten. Sie wollte Wäsche in den Schrank legen, als sich darin etwas bewegte – es hatte durchaus Gänsehaut- Atmosphäre!

 Merke! Wenn Obst auf die Zimmer verteilt wird, lieber den kognitiven Zustand des Bewohners in Betracht ziehen und die Biografie (Kriegsgeneration; Hunger). Besagte Bewohnerin hatte mehrere Kiwis und nicht mehr genau erkennbares Obst in Wollsocken »gebunkert« für schlechte Zeiten.

»Domestos«

Situation: Frau S. (60) war (ist) Alkoholikerin und nach eigenen Angaben »trocken«. Durch Zufall treffe ich sie beim Einkaufen, der Wagen ist voll mit Schnapsflaschen. Sie bemerkt mich jedoch nicht und ich habe auch nicht das

Bedürfnis, sie anzusprechen, da mir unser beruflicher Kontakt völlig ausreicht. Im Dienst spreche ich jedoch ihre Bezugspflegekraft warnend darauf an, Frau S. kann sehr aufbrausend sein, besonders bei einem Kater, wie ich aus Erzählungen und der Dokumentation weiß. In den nächsten Tagen erscheint sie zwischendurch angeheitert, im Zimmer selbst scheint der Alkohol jedoch nicht zu sein.

Ergebnis: Ich habe in den Wochen darauf Nachtwache und führe gerade meinen letzten Kontrollgang durch, wenn es die Zeit erlaubt, beobachte ich den Sonnenaufgang über den Feldern nahe der Einrichtung vom Balkon aus. Ich bemerke eine Gestalt, die sich von Terrasse zu Terrasse schleicht und denke zunächst an einen Einbrecher. Dann erkenne ich Frau S., sie geht zum frisch angelegten Blumenbeet und zieht einen Flachmann aus der Erde.

Merke! Der Hausmeister hat den vergrabenen Schatz geborgen und nach erheblichen Diskussionen wurde für Frau S. ein Mini-Kühlschrank organisiert. O-Ton: »*Besser sie trinkt offen als heimlich*«.

»Rasierwasser«

Situation: Ich war Schüler und war heute nach der Pflegerunde für das Auffüllen der Pflege- und Bewohnerschränke auf meinem Flur verantwortlich und kam dem nach. Handtücher, Bodylotion, Duschgele, alles vorhanden und nach und nach verteilt. Nachdem ich auch bei zwei Herren die Rasierwässer erneuert hatte, fragte mich meine Anleiterin von der anderen Seite des weitläufigen Flures, ob ich gerade in das Zimmer von Herrn K. Rasierwasser gebracht habe. Ich bejahe.

Ergebnis: Meine Anleiterin sprintet in einem beachtlichen Tempo in wenigen Sekunden auf mich zu, dreht auf der Stelle und öffnet die Zimmertür. Herr K. steht im Zimmer vor uns und leert das Rasierwasser »auf Ex«.

Merke! Ich hatte so etwas noch nicht gesehen, geschweige denn für möglich gehalten. Das nächste Mal erstell ich mir eine Checkliste. Es hieß: »Füll auf!«. Von »Nicht da!« war keine Rede gewesen.

»Gehen Sie weg! I«

Situation: Frau W., eine resolute ältere Dame, mit Neigung zu Aggressionsschüben, fordert mich plötzlich lautstark auf, das Zimmer zu verlassen. Dem Wunsch würde ich nachkommen, jedoch versperrt sie mir den Weg aus dem Badezimmer. Nachdem ihr vom Zwischenwagen Buttermilch, Brühe und ein Apfel gebracht wurden, stand sie plötzlich mit dem Schälmesser vor mir.

Ergebnis: Ich kam nicht an die Klingel heran, und Frau W. ließ sich nicht beruhigen. Schließlich tat ich so, als würde ich einer Person direkt hinter ihr etwas sagen (ich glaube, ich rief »Hilf mir!«), und sie drehte sich aus dem kleinen Badezimmer hinaus in Richtung Flur. Dies nutzte ich, um an ihr vorbei ins Zimmer zu stürzen und über die Terrasse zu flüchten.

Merke! Frau W. mag älter gewesen sein, doch körperlich hatte sie durchaus das Potential, ihren Willen durchzusetzen. Der Versuch, ihr das Schälmesser abzunehmen, hätte uns beide verletzen können. Lieber auf Nummer sichergehen und den Selbstschutz in den Vordergrund stellen.

»Gehen Sie weg! II«

Situation: Frau W. wurde von ihrer Tochter abgeholt, eine Kollegin zog ihr gerade die Schuhe an. Ich selbst kam nur kurz ins Zimmer, um einen aktuellen Plan der gemessenen Vitalwerte an die Tochter für den Arzt weiterzugeben. Ich drehe mich aus der Tür und höre, wie die Tochter von Frau W. laut schreit und auf ihre Mutter zuspringt.
Ergebnis: Ich springe quasi hinterher, und sehe, wie Sie die Hand von Frau W. festhält und ihrer Mutter – meines Erachtens – wehtut. Der Grund: Diese war im Begriff gewesen, meiner Kollegin zu ihren Füßen die Selters-Wasserflasche über den Kopf zu ziehen.
 Merke! Bei manchen Krankheitsbildern, Biografien und Charakteren musst du generell aufpassen! Nicht unnötig den Rücken zukehren! Besser zu zweit in die Pflege! Und beim Eintreten vorsichtig um die Ecke schauen, ob die Gefahr fliegender Gegenstände besteht!

»Gehen Sie weg III«

Situation: Frau W. mischt gegen 23:00 Uhr an einem Samstag den Wohnbereich auf. Sie schreit und ruft über die Flure, schlägt und tritt gegen Türen. Bedarfsmedikation verweigert sie, ebenfalls zeigen Gespräche keine Wirkung. Sie fordert, nachdem sie vorübergehend in ihr Zimmer gegangen ist, die Pflegekraft auf, das Zimmer zu verlassen. Frau W. sitzt im Sessel circa 4 Meter entfernt. Als die PK rückwärts aus dem Zimmer geht, da ihr der Rücken nicht mehr zugedreht werden soll, stößt sie ihren Rollator mit aller Kraft der PK entgegen. Diese verliert das Gleichgewicht und fällt mit dem Kopf voran in den Flur, die Beine halb im Zimmer. Er versucht sich aufzusetzen, doch Frau W. folgt ihm mit ungeahnter Kraft und Aggression. Wieder am Rollator versucht sie augenscheinlich, die Pflegekraft mit dem Rollator zu rammen. Diese tritt gegen den Rollator und kann sie so auf Abstand halten. Noch auf dem Boden liegend schafft er es, mit dem Diensttelefon die Kollegin zu rufen. Ich sehe und höre, was passiert, und komme ihm zu Hilfe. Schließlich lässt Frau W. von ihm ab.
Ergebnis: Den Rest der Nacht wechseln wir uns ab, um die Türklinke runterzudrücken und sie so im Zimmer zu halten. Alle 15 Minuten fragen wir, ob sie sich beruhigen möchte. Als Antwort fliegen Gegenstände gegen die Tür, oder es kommt die Aussage »Ich schlage niemanden mehr, nur noch Sie!«. Abschließen dürfen wir nicht, die Leitungskräfte sind nicht erreichbar und der ärztliche Notdienst verweist auf den Hausarzt, dieser per Handy auf die Bedarfsmedikation. Ohne Blasrohr ist dies allerdings aussichtslos.
 Merke! Der Fall wurde dokumentiert und die Leitung sah sich schließlich genötigt, Maßnahmen zu treffen. Ohne Dokumentation wäre dies vermutlich nicht geschehen.

4.3 Klausurvorlagen/Tests

4.3.1 »Einfach zu heiß heute«[1]

Datum _____ Name/Vorname_____
Klasse _____ Lehrkraft _____

Handlungssituation: Sie haben Frühdienst und versorgen mit einer Kollegin den Neubau (18 zu Pflegende). Gegen 12:30 Uhr klingelt Ihr Telefon, Kollege D. bestellt sie in den Altbau (26 zu Pflegende) mit den Worten: »Hier brennt die Hütte!« Jemand aus der sozialen Betreuung hält die Stellung und Sie gehen mit Ihrer Kollegin nach vorne, um zu helfen. Beim Ankommen fällt Ihnen auf, dass von den eigentlich fünf Pflegekräften keine Kolleginnen oder Kollegen bzw. Anwesenheitsleuchten in den Zimmern zu sehen sind, der Wohnbereich wirkt unbesetzt. Dafür wuseln vier Bewohner über den Flur, die eigentlich eine Betreuung und Begleitung benötigen. Frau W. zerschneidet gerade das Tischtuch, Herr. G. zerbröselt Kekse und füttert damit die Fische im Aquarium. Frau H. spricht sie an und deutet auf den Balkon am Ende des Ganges. Sie gehen dorthin und entdecken den Frühdienst auf dem, mit Vorhängen abgeschirmten Balkon. Alle rauchen und sprechen über das anstehende Wochenende. Sie mischen sich ein.

»*Ihr wisst schon, dass da drinnen keiner nach dem Rechten sieht?*« Eine ältere Kollegin, Selina, provoziert Sie genervt.

»*Dann geh mal rein und pass auf, wir kommen nach der Zigarette, die brauchen wir bei der Hitze! Kann ja nicht jeder Nichtraucher sein oder chilligen Dienst im Neubau haben! Außerdem bin ich alleinerziehend und wohne nicht bei meinen Eltern!*«

Während sie perplex zurückgehen, begegnen Sie der PDL. Auch diese wundert sich über die Minimalbesetzung im Altbau. Die Situation ist schnell erklärt und die PDL holt die anderen PK eigenhändig wieder rein. Sie ist wütend und redet sich in Rage. »*Es kann doch nicht sein, dass ihr Team Neubau hierherholt, um selbst Zeit zum Rauchen zu haben! Haltet Ihr das nicht aus, nur in den Pausen zu rauchen? Seid Ihr so süchtig? Und wer passt jetzt eigentlich im Neubau auf?*«

Fragestellungen:

1. Nennen Sie die Konfliktparteien aus der Beschreibung und die jeweiligen Konflikte.
   (____/3 P.)
2. Welche zwei rechtlichen Aspekte erkennen Sie?
   (____/2 P.)

---

1 Problembereich: Konflikt-, Gewalt- und Suchtphänomene

3. Erklären Sie, woran die Kommunikation zwischen Alt- und Neubau scheitert.
   (___/4 P.)
4. Beziehen Sie Stellung: Wie finden Sie das Verhalten der Kollegen im Altbau?
   (___/4 P.)
5. Wie bewerten Sie das Nikotin-Konsumverhalten der Altbau-»Besetzung«?
   (___/4 P.)
6. Entwerfen Sie eine mögliche Lösung, um die Situation zu entschärfen.
   (___/5 P.)
7. Erklären Sie, wie Sie auf das Verhalten von Kollegin Selina reagieren.
   (___/5 P.)
8. In Ihrem Kopf setzt sich folgender Satz zusammen:
   »Es kann auch nicht jeder Raucher sein, Arbeitsüberlastung vortäuschen oder seine Partner/in und Eltern vergraulen«
   Begründen Sie, ob es klug wäre, diesen Satz zu Selina zu sagen!
   (___/3 P.)

Maximale Punkte:	Davon erreicht:	Note:	HZ Lehrkraft
30	_____ (In %_____)		

Möglicher Erwartungshorizont

1. Nennen Sie die Konfliktparteien aus der Beschreibung und die jeweiligen Konflikte.
   – Team Altbau: Fühlt sich überfordert oder lustlos, nimmt sich aus dem Arbeitsprozess heraus und fordert dafür die Kolleginnen und Kollegen aus dem Neubau an, um unter Vorwand zu rauchen.
   – Selina provoziert frech die PK aus dem Neubau.
   – Team Neubau: Wird vom Arbeitsort weggerufen, obwohl kein Bedarf dazu besteht.
   – Lässt den Neubau nur mit einer Kraft aus der sozialen Betreuung zurück.
   – PDL: Sieht beide Bereiche unbesetzt.
   – Kollegen aus dem Neubau werden schikaniert.
   – Arbeitsmoral im Altbau fragwürdig.
   – Wird selbst verbal aggressiv im Ton (»Seid Ihr so süchtig?«).
2. Welche zwei rechtlichen Aspekte erkennen Sie?
   – Verletzung der Aufsichtspflicht, es ist zwar jemand aus der sozialen Betreuung vor Ort, das kann aber nur eine begründete, kurzfristige Ausnahmesituation sein. In der Regel muss eine PK vor Ort sein.
   – Verletzung des Arbeitsvertrages, da »Rauchen« eine Aktivität für die Pause ist, nicht für den Dienst. Arbeitszeit ist keine Pausenzeit.

3. Erklären Sie, woran die Kommunikation zwischen Alt- und Neubau scheitert.
   – Die »Kollegin« reagiert gereizt und verbal aggressiv. Als Grund führt Sie Hitze an und Bedarf an Nikotin. Vermutlich gibt es noch weitere, unausgesprochene Gründe. Sie nutzt keine »Ich-Botschaften« und stellt sich über das Team vom Altbau.
4. Beziehen Sie Stellung: Wie finden Sie das Verhalten der Kollegen im Altbau?
   – Das Verhalten ist in meinen Augen unprofessionell und übergriffig. Offenbar gibt es kein »wir«-Gefühl im Team, sondern zwei parallel arbeitende Teams in zwei Bereichen.
5. Wie bewerten Sie das Nikotin-Konsumverhalten der Altbau-»Besetzung«?
   – Der Konsum ist in der Situation unangebracht, es kann und muss in den Pausen geraucht werden. Möglicherweise kann bei passender Besetzung eine Abmeldung aus dem System erfolgen, dass muss je nach Zeiterfassung und Arbeitsmodell vor Ort entschieden werden. Der Wohnbereich muss immer besetzt sein.
6. Entwerfen Sie eine mögliche Lösung, um die Situation zu entschärfen.
   – Wertschätzende Kommunikation beibehalten, auch wenn es stressig ist!
   – Wenn jemand eine (kurze) Pause benötigt, dies offen ansprechen und kommunizieren.
   – Ggf. Einverständnis von WBL/PDL einholen, Absprachen und Regelungen treffen.
   – Sich nacheinander kurz rausnehmen, nicht alle fünf auf einmal.
7. Erklären Sie, wie Sie auf das Verhalten von Kollegin Selina reagieren.
   – Je nachdem, wie unser Verhältnis zueinander ist, spreche ich meine Wünsche und Grenzen deutlich, aber freundlich an. »Hitze« ist kein Grund zu rauchen, ebenso hat sie (mich) als PFK (gleichrangig) nicht zu kommandieren, auch wenn sie älter oder länger im Betrieb ist. Der Vorwurf, nicht jede/r könne Nichtraucher sein, ist übergriffig. Ebenso der Kommentar mit dem »chilligen Dienst«. Ob Selina alleinerziehend ist, spielt hier keine Rolle, und die privaten Wohnverhältnisse gehen sie nichts an. Abhängig davon, was für ein Kommunikationstyp sie ist, ist die Anwesenheit der PDL/WBL ggf. sinnvoll.
   Eine Prise direkter formuliert kann die Gegenfrage sein, was die jeweilige private Situation mit der Arbeit zu tun hat und die Erinnerung daran, dass beides getrennt zu halten ist.
8. (…) Begründen Sie, ob es klug wäre, diesen Satz zu Selina zu sagen!
   – Eine rhetorisch/polemische Umkehr ist menschlich nachvollziehbar, als Lösung aber nicht erstrebenswert, da Konflikte dadurch angeheizt statt gelöst/deeskaliert werden.

4.3.2 »Es reicht!«

Datum _____   Name/Vorname_____
Klasse _____   Lehrkraft _____

Handlungssituation: Luca ist eine neue Auszubildende und gerade am Ende Ihres Praxisblocks in der Altenpflegeeinrichtung. Sie waren für Luca in der Zeit als Ansprechpartner/in da und haben Luca stets als ruhig und besonnen erlebt. Heute kam Luca jedoch ungewohnt still und zurückgezogen auf die Station. Sie wissen von familiären Problemen. Luca hat gerötete Augen und dunkle Ringe darunter, wirkt unkonzentriert und ungewohnt reizbar. Um die Mittagszeit, die Essen wurden gerade verteilt und es wird angereicht, platzt Herr B. (72, Alkoholiker) laut fluchend in den Speiseraum und schimpft auf die erstbeste Person in Reichweite. Frau S. fängt an zu weinen und weiß nicht, was los ist. Offenbar hat die Küche ihm das Fischmenü anstatt der Leber fertig gemacht. Luca versucht, zu deeskalieren, aber Herr B. schießt sich jetzt auf Luca ein.

Herr B.: »*Du Dumme weißt doch eh nichts! Wenn du was könntest, wärst du nicht hier! Deine ganze Familie kann nichts!*«

Luca: (angestrengt): »*Meine Familie geht Sie nichts an! Und jetzt ab ins Zimmer, ich hol Ihnen was anderes!*«

Herr B.: »*Nein, von dir will ich nichts und du sagst mir nicht was ich tun soll!*« (sieht die Augenringe von Luca). *Du säufst bestimmt auch wie deine Mutter, diese Nutte!*«

Luca: (schweigt einige Sekunden, schnuppert an ihm): »*Sie müssen es ja wissen! Kann ja nicht jeder so erfolgreich 20 Jahre Schrottautos auseinander schweißen, im Dorf rumvögeln und seine Frau schlagen!*«

Herr B.: (Grinst). »*Wir verstehen uns!*«

Luca: (atmet tief und nimmt sich zusammen, betont freundlich): »*Soll ich Ihnen jetzt was anderes zu essen holen?*«

Herr B.: (Er streckt seine Hand nach Luca aus und berührt Ihre Brust.)

Luca: (verharrt in einer Schrecksekunde)
Sie schnellt mit dem Kopf nach vorne und verpasst Herrn B. eine Kopfnuss.

Herr B.: Geht zu Boden, Blut tropft aus einer Wunde am Kopf.

Luca: (fängt an zu weinen)

112 *Fragestellungen:*

1. Nennen Sie die zwei Arten von Gewalt, die oben beschrieben werden!
   (___/2 P.)
2. Beschreiben Sie die Eskalationsspirale aus der Situation!
   (___/3 P.)
3. Angenommen, Sie wären im Speiseraum gewesen: *Wann* und *Wie* hätten Sie eingegriffen?
   (___/4 P.)
4. Beschreiben Sie, was Sie jetzt in der akuten Situation tun!
   (___/4 P.)
5. Erklären Sie die Beziehung zwischen Herrn B. und Luca.
   (___/6 P.)
6. Wie kann, z. B. bei Alkoholikern, eine Deeskalation aussehen?
   (___/6 P.)

7. Wie gehen Sie mit Luca um?
   (___/4 P.)
8. Wie bewerten Sie die Situation aus rechtlicher Sicht?
   (___/4 P.)

Maximale Punkte:	Davon erreicht:	Note:	HZ Lehrkraft
34	____ (In %_____)		

Möglicher Erwartungshorizont

1. Nennen Sie die zwei Arten von Gewalt, die oben beschrieben werden!
   – Zunächst verbale Gewalt, zum Schluss physische (körperliche) Gewalt
2. Beschreiben Sie die Eskalationsspirale aus der Situation!
   – Herr B. und Luca begegnen sich bereits verbal aggressiv, Luca bietet zwar Alternativen an, auf diese geht Herr B. jedoch nicht ein. Er greift sie persönlich an (Familie) und Luca feuert, ebenfalls auf seine Biografie bezogen, verbal zurück. Herr B., möglicherweise alkoholisiert, eskaliert weiter, in dem er Luca gegen Ihren Willen intim berührt. Luca geht daraufhin in eine Verteidigungs- und Angriffshaltung über, sie antwortet mit einer »Kopfnuss«.
3. Angenommen, Sie wären im Speiseraum gewesen: *Wann* und *Wie* hätten Sie eingegriffen?
   – Zunächst hätte ich Frau S. abgeschirmt.
   – Luca weist ihn an, zurück ins Zimmer zu gehen. Hier wäre eine erste Deeskalation nötig gewesen.
   – Spätestens, als er Anstalten macht, sie zu berühren, wäre ich dazwischen gegangen, bspw. durch dazwischen stellen oder Festhalten seiner Hand und einer direkten, klaren Ansprache.
4. Beschreiben Sie, was Sie jetzt in der akuten Situation tun!
   – Kollegen (m-w-d) zur Unterstützung rufen.
   – Luca abschirmen und durch jemanden begleiten lassen.
   – Herrn B.: Kontrolle der Wunde, Bewusstsein, Schmerz, Erste Hilfe
   – Arztinfo, ggf. Rettungswagen
   – Info an PDL/WBL/HL und Dokumentation
5. Erklären Sie die Beziehung zwischen Herrn B. und Luca.
   – Offenbar kennen sich Luca und Herr B. (selbes Dorf/Gemeinde?).
   – Beide kennen Teile der Biografie/Familie.
   – Herr B. ist Alkoholiker und attackiert die Familie/Mutter und Luca, Luca wiederum kontert.
6. Wie kann, z. B. bei Alkoholikern, eine Deeskalation aussehen?
   – Kollegen zur Hilfe/Unterstützung holen
   – Rückzug
   – Je nach Typus: Beschwichtigende Worte, entschärfen oder klare, deutliche Worte und Ansage

91

7. Wie gehen Sie mit Luca um?
   - Abschirmen, aus der Situation nehmen, das Gespräch suchen (4–6 Augen).
   - Ursache für das Verhalten erfragen, soweit möglich und Unterstützung anbieten.
   - Herrn B. und Luca sich aussprechen lassen und/oder konsequent getrennt halten.
8. Wie bewerten Sie die Situation aus rechtlicher Sicht?
   - Eine rechtssichere Bewertung ist kompliziert. Erste Einschätzung: Notwehr, da Abwehr eines grenzüberschreitenden, rechtswidrigen Angriffes. Beide haben sich verbal provoziert, aber Herr B. ist tätlich geworden.

4.3.3 Fallbesprechung: Konflikte auf der Station

Datum _____   Name/Vorname_____
Klasse _____   Lehrkraft _____

Teil A: Ein Fremder im Zimmer

Handlungssituation: Sie haben Spätdienst und der Tag war so weit ruhig. In Gedanken sind Sie bei der Abendgestaltung, als Sie panische Schreie aus Frau Komhoffs Zimmer hören und losrennen. Auf dem Flur sehen Sie die grüne Anwesenheitslampe von Grün auf Rot springen, der Alarm ertönt. Die Zimmertür steht offen und Sie rennen hinein. Sie sehen folgende Szene: Frau Komhoff (orientiert, 70, bettlägerig) ist kreideweiß vor Angst und teilweise entkleidet. Neben dem Bett steht Kollege Werner, der mit der rechten Hand den Hals von Herrn Sander (70, Kurzzeitpflege, demenziell erkrankt) gepackt hält und mit Kraft gegen die Wand drückt. Herr Sander ist ebenfalls teilweise entkleidet (er trägt keine Hose) und hält den BH von Frau Komhoff fest umklammert. Er brüllt: »*Das ist meiner und das ist meine Frau! Hilfe! Polizei!*« Sie gehen auf Werner zu und fordern ihn auf, loszulassen. Frau Komhoff erklärt: »*Der kam in mein Zimmer und wollte zu mir ins Bett, er hat angefangen mich auszuziehen! Wäre mein Enkel hier nicht gewesen, den sollte man einsperren oder eine Fußfessel anlegen …!*«

112

Fragestellungen:

1. Fassen Sie zusammen, was in der Situation oben geschehen ist!
   (____/2 P.)
2. Bewerten Sie das Verhalten von Pfleger Werner!
   (____/2 P.)
3. Welches Problem ergibt sich aus dem Umstand, dass Werner der Enkel ist?
   (____/2 P.)
4. Erklären Sie, was das Problem bei dem Wunsch von Frau Komhoff ist!
   (____/4 P.)

Teil B: Essen anreichen

Handlungssituation: Sie reichen Frau G. das Mittagessen an, als Sie auf würgende Geräusche im Zimmer gegenüber aufmerksam werden. Sie spähen um die Ecke und sehen die Tochter von Frau Fischer, die ihrer Mutter das Mittagessen anreicht. Dabei schiebt sie den Löffel mit Nachdruck durch die zusammengepressten Lippen der Mutter, auch der Schnabelbecher wird so eingesetzt. Frau Vogler ist selbst Pflegekraft, aber in einer anderen Einrichtung. Sie lächelt entschuldigend: *»Du weißt ja, wie das ist, manchmal muss man nachhelfen! Ich musste meinen Teller auch immer aufessen, gel Mama?«*

Fragestellungen:

1. Nennen Sie Anzeichen für Gewalt aus der Schilderung!
   (____/2 P.)
2. Bewerten Sie das Verhalten von Frau V.!
   (____/2 P.)
3. Nehmen Sie (kritisch) Stellung zur Aussage von Frau V.!
   (____/2 P.)
4. Versetzen Sie sich in die Lage von Frau Fischer: Skizzieren Sie, wie Sie sich (wahrscheinlich) fühlt!
   (____/4 P.)

Maximale Punkte:	Davon erreicht:	Note:	HZ Lehrkraft
20	Teil A: _____		
	Teil B: _____		
	Gesamt: _____		
	(In % _____)		

Möglicher Erwartungshorizont

Teil A: Ein Fremder im Zimmer

1. Fassen Sie zusammen, was in der Situation oben geschehen ist!
   - Ein demenziell Erkrankter ist zur Kurzzeitpflege in die Einrichtung gekommen, wo er Frau Komhoff gegenüber sexuell übergriffig wird. Ein Pfleger, dazu ihr Enkel, greift ein.
2. Bewerten Sie das Verhalten von Pfleger Werner!
   - Er wendet Gewalt an, um Frau Komhoff zu schützen. Aus der Beschreibung geht nicht hervor, wie aggressiv oder stark Herr Sander ist.

93

Möglicherweise reagiert er über und es gibt mildere Mittel, um die Gefahr für Frau Komhoff abzuwenden.

3. Welches Problem ergibt sich aus dem Umstand, dass Werner der Enkel ist?
   – Es kann nicht ausgeschlossen werden, dass Werner überreagiert, da es ihn emotional betrifft (»Angriff auf seine Oma«).
4. Erklären Sie, was das Problem bei dem Wunsch von Frau Komhoff ist!
   – Aus ihrer Sicht ist das nachvollziehbar, allerdings sind freiheitsentziehende Maßnahmen (Bettgitter, Bewegungsmelder, Sensoren etc.) mit hohen Hürden verbunden und die Rechtslage kompliziert. Allenfalls die Unterbringung auf einen geschlossenen Wohnbereich wäre eine Alternative, sofern Betreuung/Amtsgericht/Arzt/Rechts- und Verfahrenspflege zustimmen.

Teil B: Essen anreichen

1. Nennen Sie Anzeichen für Gewalt aus der Schilderung!
   – würgende Geräusche (Abwehr)
   – Löffel mit Nachdruck durch die zusammengepressten Lippen der Mutter pressen
   – Schnabelbecher wird ebenso genutzt
2. Bewerten Sie das Verhalten von Frau Vogler!
   – Frau Vogler. reicht bzw. »füttert« ihre Mutter gegen ihren Willen, erkennbar an der Abwehrhaltung. Das ist unfachlich und scheint besonders schlimm, da sie selbst Pflegekraft ist. Man kann im Gespräch oder durch Variation des Essens versuchen, zum Essen anzuregen. Ein »Nein« ist und bleibt ein »Nein« und muss dokumentiert werden.
3. Nehmen Sie (kritisch) Stellung zur Aussage von Frau Vogler!
   – Die Aussage erweckt den Eindruck, dass sich eine Machtumkehr abzeichnet. Die Tochter wendet bewusst oder unbewusst Mechanismen, unter denen sie als Kind gelitten hat, gegenüber ihrer Mutter an. Pflegekräfte haben nicht »nachzuhelfen« und nur weil Frau Vogler »den Teller leeressen musste«, gilt das nicht für ihre Mutter, Frau Fischer.

4.4 Checkliste/Verweise

4.4.1 Exemplarische Literaturtipps

Dammermann, Anna; Sander, Marco (2023). Gewaltprävention in der Altenpflege. Interventionen und Konzepte. Kohlhammer

Henke, Friedhelm (2022). Fixierungen in der Pflegepraxis nach Werdenfelser Weg und Leitlinie FEM unter Ausschluss von Alternativen. Kohlhammer

Wolter, Dirk (2010). Sucht im Alter – Altern und Sucht. Grundlagen, Klinik, Verlauf und Therapie. Kohlhammer

Kapitel 5: CE 05: Alte Menschen in kurativen Prozessen pflegerisch unterstützen und Patientensicherheit stärken

5.1 (Bildungs-) Ziele/Inhalte/Kompetenzen

Auszug aus der Beschreibung der CE 05 (vgl. BIBB, 2020, S. 84 f.).

- Wirken entsprechend den rechtlichen Bestimmungen an der Durchführung ärztlich veranlasster Maßnahmen der medizinischen Diagnostik und Therapie im Rahmen des erarbeiteten Kenntnisstands mit.
- Kennen unterschiedliche Facetten von Coping und Adhärenz, beraterische und kommunikative Kompetenzen zur Unterstützung und Begleitung sowie zur Stärkung von Selbstmanagementfähigkeiten und der Gesundheitskompetenz von zu pflegenden Menschen und ihren Bezugspersonen.
- Setzen Schulungen mit Einzelpersonen und kleineren Gruppen zu pflegender alter Menschen zur Förderung individueller Gesundheitsziele (…) um.
- Reflektieren Möglichkeiten und Begrenzungen zur Gestaltung von professionellen Informations-, Instruktions-, Schulungs- und Beratungsangeboten bei alten Menschen.

5.2 Lernsituationen/Diskussionsimpulse

5.2.1 Kommunizieren

»Stimmen aus dem Nichts«

Situation: Frau V. ist auf das Tragen einer Trachealkanüle angewiesen. Zum Sprechen wechselt sie tagsüber zu einer sog. Sprechkanüle. Zwischendurch muss sie abgesaugt werden. In der Nacht hören wir immer wieder Stimmen aus ihrem Zimmer, es ist jedoch außer ihr niemand da. Bis wir im Badezimmer auf Frau H. aufmerksam werden, die sich in der Zwischenzeit hierher verirrt hatte.
Ergebnis: Wir glauben, damit wäre das Rätsel gelöst. Bei Verabschieden aus dem Zimmer jedoch hören wir ein klares und deutliches *»Gute Nacht«* von Frau V. und erschrecken uns mächtig.

Merke! Nicht immer ist die erste greifbare und logische Lösung auch die richtige.

»Eine gute Schwiegertochter«

Situation: Frau K. ist zu Besuch und schiebt ihren Schwiegervater im Rollstuhl durch die Flure und Gärten der Einrichtung. Irgendwann spricht mich Herr K. an mit der Bitte, ihn ins Bett zu transferieren. Er hat jedoch die Rechnung ohne seine Schwiegertochter gemacht. Diese lehnt stellvertretend ab und setzt ihre Reise durch die Einrichtung fort.

Ergebnis: Die Laune von Herrn K. sinkt zunehmend. Seine Schwiegertochter verteidigt den Rollstuhl vehement gegen die Versuche der Pflegekräfte, dem Wunsch von Herrn K. nachzukommen. Runde um Runde dreht sie ums Haus, wie ein Satellit um die Erde. *»Ist doch nett«*, könnte man meinen. Leider gehört Frau K. zu der Sorte Menschen, die überwiegend darauf bedacht sind, von möglichst vielen Menschen dabei gesehen zu werden, wie sie sich liebevoll und aufopfernd um ihren Schwiegervater kümmert. Den Nachteil hatte der erschöpfte Herr K. in Form eines Dekubitus am Steiß. Und wir Pflegekräfte, die den Ursprung erklären sollten und im Anschluss pflegen durften.

 Merke! Hier hätte sich die Pflege beizeiten »durchsetzen« müssen, da Herr K. orientiert war. Dies scheiterte leider an der Tatsache, dass Frau K. in vielen Lebensbereichen der Umgebung (Kirchliche Vereine, Landfrauen, Vermittlung von Pflegeplätzen etc.) Positionen innehatte und wir daher die Anweisung hatten, sie gewähren zu lassen. Hier hilft nur neutrales Dokumentieren des Sachverhaltes zum Selbstschutz.

»Wein und Salbe«

Situation: Eine Kurzzeitpflege soll, so der Sohn, täglich am Abend eine Flasche Rotwein erhalten. Da die Kurzzeitpflege *»lokale Prominenz«* darstellt, wurden wir Pflege- und Betreuungskräfte (und natürlich alle Schüler, Praktikanten und Küchenkräfte, vielleicht sogar der Hausmeister) von der Heimleitung, der Wohnbereichsleitung, der verantwortlichen Fachkraft im Dienst üppig darauf hingewiesen.

Ergebnis: Nach 14 Tagen, alles hatte perfekt geklappt und der Auszug stand an, hallte ein lauter Wutschrei durch die Flure. Es war der Sohn, welcher entsetzt feststellte, dass eine bestimmte Salbe vergessen wurde aufzutragen. Die Salbe selbst war in der hintersten Ecke einer Tüte mit Sachen, *»die er aktuell nicht braucht«* und war weder auf dem Bogen der aktuellen Arzneiverordnungen oder sonstiger Medikationen noch von den Angehörigen erwähnt worden. Die Sorge um den abendlichen Wein hatte wohl alles überdeckt.

 Merke! Es gibt Checklisten für Bewohnereinzüge. Dokumentiere immer, ob diese bearbeitet wurden und ob Zusatzfragen entstehen (»Gibt es etwas, das wir beachten müssen? Wurde etwas bei der Übergabe übersehen? Stimmen die AVO?«).

5.2.2 Impuls: Grundbegriffe zur CE 05

Nachfolgend sollen einige grundlegende Begriffe definiert werden:

- *Anleitung:* Anleitung erfolgt konkret, z. B. Händedesinfektion oder Verbandswechsel. Es werden verschiedene Arten unterschieden, oft im Dreischritt:
  Zeigen/Vormachen → Durchführung unter Aufsicht und ggf. Korrektur → Durchführung selbstständig
- *Adhärenz/Compliance:* bedeutet, wie gut (oder auch schlecht) Patientinnen und Patienten einen gemeinsam abgestimmten Behandlungsplan, z. B. Bewegung, Medikamente oder Ernährung, einhalten.
- *Beratung (beruflicher Kontext):* Erfolgt zielgerichtet, ist geplant und hat einen offiziellen Charakter, sie soll zur Lösung konkreter Probleme erfolgen. Wissen, Entscheidungs- und Handlungskompetenz soll dadurch angebahnt werden (…) *(vgl. Lauber &* Schmalstieg, *2018).* Grundlegende Fähigkeiten des Beraters oder der Beraterin sind Aufmerksamkeit, aktives Zuhören, Beobachten und zielgerichtete Gesprächslenkung, dies kann anhand einer Checkliste oder einer Übersicht zum Thema bzw. Gegenstand sein. Perspektive und Zustimmung des zu Beratenden werden dabei im Prozess reflektiert und in der Beratung mitberücksichtigt. Konzentration auf das Thema einerseits sowie eine empathische Haltung sind ebenfalls wichtige Elemente.
  Stellen Sie sich vor, sie bitten jemanden um Rat und schildern ihr Anliegen, die andere Person wählt oder spielt am Handy …
- *»Coping«* bedeutet, eine Bewältigungsstrategie zu haben oder zu entwickeln. Der Begriff beschreibt in der Psychologie den Umgang eines Menschen mit belastenden Lebensphasen und Erlebnissen. Dabei erfolgt z. B. Beratung in einem *unterstützenden* Kontext. Bei stressigen Diensten sind für den einen Zigaretten eine kurzfristige (ungünstige!) Coping-Strategie, Kaffee oder der lange Spaziergang mit Freunden und Hund im Anschluss.
- *Ressourcen:* Ressourcen sind Mittel, die einem zur Verfügung stehen. Das können u. a. sein:
  Wissen, Erfahrung, Fähigkeiten, Mobilität, Hobbies, Freunde (…)
- *Schulung:* Ähnlich der Anleitungssituation, hier steht die Vermittlung von (konkretem) Wissen bzw. Handlungskompetenz im Vordergrund. Beispielsweise wird ein Diabetiker darin geschult, zuckerreiche von zuckerarmen Lebensmitteln zu unterscheiden.
- *SOK-Modell* – Selektion – Optimierung – Kompensation: Paul Baltes (1990) geht davon aus, dass trotz wachsender Einschränkungen im Alter »durch Nutzung *verbleibender Potenziale dennoch eine positive Entwicklung zu erzielen ist. Die Grundpfeiler dieser Theorie bilden die Begriffe Selektion, Optimierung und Kompensation. Besonders die Wechselwirkung und das Zusammenspiel der Prozesse Selektion, Optimierung und Kompensation und deren Abstimmung aufeinander sind hierbei von Bedeutung.«*

- *Selektion* bedeutet, (Lebens-)ziele, die nicht mehr umsetzbar oder erreichbar sind, aufzugeben und sich stattdessen geeignete, umsetzbare Ziele zu setzen.
- *Optimierung* meint, diese Ziele mit geeigneten Mitteln (Training/ Übung) anzustreben, um die Leistung zu optimieren. Zentrale Optimierungsprozesse sind der Erwerb neuer Fertigkeiten oder Ressourcen.
- *Kompensation* wiederum heißt, Strategien einsetzen, um Defizite auszugleichen. Baltes erklärte dies am Beispiel des Pianisten Rubinstein. Dieser spielte mit zunehmendem Alter weniger Stücke (Selektion). Diese Stücke übte er besonders gründlich (Optimierung) und passte bei schwierigen und schnellen Passagen sein Tempo so an, dass nachfolgende Musikläufe im Kontrast dazu schneller wirkten (Kompensation) (vgl. Lauber; Schmalstieg, 2018; Thiele, 2017).

5.2.3 Lernjob 1: Beratung

112

1. In welcher Situation haben Sie beraten bzw. wurden Sie beraten? Notieren Sie in Stichpunkten:
2. Was gehört für Sie zu einer »guten« Anleitung? Nennen Sie Beispiele und notieren Sie ein Beispiel aus Ihrer Praxis.
3. Was macht Ihrer Meinung nach eine schlechte Beratung aus?

5.3 Klausurvorlagen/Tests

5.3.1 »Guter Rat ist ...?«

Datum _____ Name/Vorname_____
Klasse _____ Lehrkraft _____

Lesen Sie bitte das nachstehende Protokoll aus dem Senioren- und Pflegestützpunkt:

Auszug aus dem Beratungsgespräch mit Herrn Kringer (62) [K] und Beraterin Aline Lee [L]. Thema: »Probleme«.

K.   *»Also, seit ich Witwer bin, ist alles irgendwie anders. Rausgehen hat mir früher Spaß gemacht, aber ohne meine Frau komm ich kaum mehr raus. Und mein Rücken schränkt mich auch ein, die Einkäufe in der Stadt schaff ich kaum noch. Wäre da nicht unser Hund, aber der ist auch schon älter und kann nicht mehr so weit.«*

L.   (Guckt von Ihrem Handy hoch). *»Ja, verstehe, also ich hatte mal ein ähnliches Problem, ich bin dann mit dem Hund vom Nachbarn raus, weil ich den Jussuf mag, also den Nachbarn, und den Hund auch.«*

K. (Guckt sie irritiert an). »*Ok, also, um nochmal auf mich zurückzukommen ...*« (Wird unterbrochen)

L. (Guckt auf die Uhr) »*Haben Sie etwa noch mehr Probleme?*«

K. »*Ja! Ich verstehe meinen Medikamentenplan nicht! Ich soll jetzt sechs verschiedene Tabletten nehmen und ...*«

L. »*Das ist doch kein Problem, lesen Sie sich den langsam und in Ruhe durch, dann wird das schon. Meine Freundin, die Julia, muss sich auch vieles mehrfach erklären lassen, ist doch kein Ding!*«

K. »*Und Essen kochen fällt mir auch schwer, also, ich kann kochen, aber ich habe selten Lust dazu. So allein am Küchentisch macht das keinen Spaß.*«

L. »*Mögen Sie Pizza?*«

K. »*Danke für das ergiebige Gespräch!*« (Steht auf und geht)

L. »*Freut mich, dass ich Ihnen helfen konnte. Wenn noch Fragen sind, rufen Sie gerne an!*«

Fragestellungen: 112

1. Nennen Sie die Problemschilderungen von Herrn Kringer aus dem Protokoll.
    (____/6 P.)
2. Beschreiben Sie, wie die Gesprächssituation auf Sie als Leser/in wirkt.
    Begründen Sie, ob Frau Lee die Grundsätze einer »guten« Beratung berücksichtigt!
    (____/4 P.)
3. Welche Ressourcen hat Herr Kringer?
    (____/3 P.)
4. Angenommen, Sie würden eine Beratung durchführen: Beschreiben Sie, was Sie anders
    machen würden und begründen Sie Ihre Entscheidungen.
    (____/4P.)
5. Sie haben das SOK-Modell nach Baltes kennen gelernt.
    Welche Möglichkeiten der Selektion, Optimierung und Kompensation gibt es?
    (____/6 P.)

Maximale Punkte:	Davon erreicht:	Note:	HZ Lehrkraft
23	____ (In %_____)		

Möglicher Erwartungshorizont

1. Nennen Sie die Problemschilderungen von Herrn Kringer aus dem Protokoll.
    – Ist Witwer
    – Leidet sehr wahrscheinlich unter Einsamkeit

- Schmerzen im Rücken
- Keine Lust zu kochen oder einzukaufen
- Medikamentenplan unverständlich

2. Beschreiben Sie, wie die Gesprächssituation auf Sie als Leser/in wirkt. Begründen Sie, ob Frau Lee die Grundsätze einer »guten« Beratung berücksichtigt!
   - Milde ausgedrückt, katastrophal! Herr K. wird unterbrochen, Frau Lee spricht häufig von sich oder Freunden und scheint sich für die Probleme von Herrn K. nicht wirklich zu interessieren, zudem schaut sie aufs Handy, vermittelt Zeitdruck und geht auch nicht auf seine Probleme ein.

3. Welche Ressourcen hat Herr Kringer?
   - Hund, kann kochen, sucht aktiv nach Unterstützung

4. Angenommen, Sie würden eine Beratung durchführen: Beschreiben Sie, was Sie anders machen würden und begründen Sie Ihre Entscheidungen.
   - Ich würde Ihn ausreden lassen, mir Notizen machen (worum geht es), was ist das dringendste Problem? Ich würde mit ihm Ziele festlegen und Kriterien. »*Woran erkennen Sie und ich, dass es besser geworden ist? Was muss passieren? Bis wann, durch wen?*«

5. Sie haben das SOK-Modell nach Baltes kennen gelernt. Welche Möglichkeiten der Selektion, Optimierung und Kompensation gibt es?
   - Selektion
     Statt in die Stadt zu fahren, gibt es vielleicht lokale Märkte? Bringdienste oder Nachbarschaftshilfe bzw. Begleitung?
   - Optimierung
     Kleinere, dafür häufigere Spaziergänge mit dem Hund? Die Arztpraxis um Erklärung bitten und ggf. Medianpassung (Rücken)
   - Kompensation
     Essen auf Rädern, Seniorennachmittage mit gemeinsamen Essen, VHS-Kochgruppe, Besuchsdienst (Gemeinde oder Kirchengemeinde)

5.4 Checkliste/Verweise

5.4.1 Exemplarische Literaturtipps

Bubolz-Lutz; Engler; Kricheldorff; Schramek (2022). Geragogik. Bildung und Lernen im Prozess des Alterns. Das Lehrbuch. 2. Auflage. Kohlhammer

Lauber, Annette; Schmalstieg, Petra (Hrsg.) (2018): Prävention und Rehabilitation. Verstehen und Pflegen. 4. Auflage. Thieme

Mantz, Sandra (2019). Kommunizieren in der Pflege. Kompetenz und Sensibilität im Gespräch. 2. Auflage. Kohlhammer

Kapitel 6: CE 06: Alte Menschen und ihre Bezugspersonen in Akutsituationen sicher begleiten

6.1 (Bildungs-) Ziele/Inhalte/Kompetenzen

Auszug aus der Beschreibung der CE 06 (Vgl. BIBB, 2020, S. 101 f).

- Erkennen von typischen Akutsituationen und Notfällen im höheren Lebensalter.
- Risikofaktoren und Funktionsstörungen.
- Mehrfacherkrankungen und Polypharmakotherapie erschwert. Die Symptome sind oft verschleiert und unspezifisch und typische Symptome können fehlen.
- Vorsorgevollmachten und Patientenverfügungen.
- Pflegende wahren das Selbstbestimmungsrecht alter Menschen mit Pflegebedarf, insbesondere auch, wenn sie in ihrer Selbstbestimmungsfähigkeit eingeschränkt sind.
- Pflegende fördern und unterstützen alte Menschen bei der Selbstverwirklichung und Selbstbestimmung über das eigene Leben, auch unter Abwägung konkurrierender ethischer Prinzipien.
- Pflegende tragen in ethischen Dilemmasituationen mit alten Menschen oder ihren Bezugspersonen im interprofessionellen Gespräch zur gemeinsamen Entscheidungsfindung bei.

6.2 Lernsituationen/Diskussionsimpulse

6.2.1 Kommunikation

»*Ein schönes Auto haben Sie*«

Situation: Ich fahre mit meinem Wagen zum Altenheim, Spätdienst steht an. In der Kurve werde ich auf eine zierliche Gestalt im rosa Kleid aufmerksam. Frau S. ist im Begriff, den Nettomarkt zu betreten. Ich breche beinahe durch den Gegenverkehr, um sie davon abzuhalten, denn in ihrer Welt gehört ihr alles, was ihr gefällt. Wehe dem Verkäufer, der sie an der Kasse aufhalten möchte. So halte ich neben ihr und fahre das Fenster der Beifahrerseite herunter. Sie wird auf mich aufmerksam und sagt »*Sie fahren ja ein schönes Auto*«, woraufhin ich erwidere »*Junge Frau, kann ich Sie mitnehmen?*«

Ergebnis: Wir fuhren zurück zum Heim, während dieser 10 Minuten verstellte sie sowohl CD-Spieler als auch Radio und freute sich über den Ausflug mit ihrem Mann.

 Merke! Sicher hätte ich auch einfach zum Heim fahren können und den Kollegen sagen, wo sich »*ihre*« Bewohnerin aufhält. Aber was hätte in der Zeit alles passieren können? Greif lieber ein, auch wenn du etwas zu spät kommst. Legitim ist der Grund allemal.

»Erdbeerfest«

Situation: Im Sommer wird bei uns das sogenannte Erdbeerfest gefeiert. Erdbeerkuchen, Erdbeerbowle, Erdbeereis, Erd- ... und so weiter.

Ergebnis: Ich habe Nachtwache und stehe kurz vor einer Mischung aus Nervenzusammenbruch und Wutanfall. Auf drei Leitungen habe ich eine Schaltung mit dem ärztlichen Notdienst und zwei Hausärzten. Grund: Vier Bewohner, die Blutzuckerwerte jenseits von Gut und Böse haben.

 Merke! Natürlich gönne ich den Bewohnern Erdbeeren zum Erdbeerfest. Was ich nicht verstehe ist die schiere Menge an Erdbeerprodukten. Gerade bei Diabetikern! Hier kann ich stellvertretend nur an den gesunden Menschenverstand appellieren. Und an die verantwortlichen Kollegen. Alles in Maßen.

6.2.2 Lernjob 1: Ethische Grundlagen

»Ethik« kann als Begriff in vielen Bereichen des Lebens Anwendung und Bezug finden. Auch in der (Alten-) Pflege begegnen uns ethische Dilemmata und stellen Pflegekräfte vor berufliche und private Herausforderungen.

Unsere Ziele in diesem Abschnitt: Sie ...

- visualisieren und reflektieren bereits erlebte ethische Dilemmata.
- machen sich mit grundlegenden theoretischen Begriffen vertraut.
- erarbeiten sich ein allgemeines Lösungsschema zur Entscheidungsfindung, um ihre Handlungsfähigkeit zu erweitern.

112
...
1. Notieren Sie kurz Ihre persönlichen Gedanken zu den folgenden Punkten:
2. Recherchieren und definieren Sie die nachfolgenden Begriffe:
   Ethik – Werte und Normen; Ethische Fallbesprechung; Pflege-Charta; Prinzipienethik; *Autonomie, Schadensvermeidung, Fürsorge, Gerechtigkeit*; Güterabwägung; die Nimwegener Methode; Dilemma(ta); Malteser Modell der ethischen Fallbesprechung; Religion/Tradition; ICN-Ethikkodex

Punkt	Meine Gedanken in Stichpunkten
Wunsch nach Sterbehilfe: *Aktiv – Passiv – Indirekt*	
»Leben oder Leid verlängern?«	
Ablehnung von Reanimation	
Organspende	
Verweigern von: Infusionen/Transfusionen/Nahrung/Medikamenten	
Keine (gültige?) Patientenverfügung; Körperverletzung bei (nicht) erfolgter Hilfe?	
Freiheitsentziehende Maßnahmen	
Triage im Krankenhaus	
Bedeutung von »Euthanasie«[1]	

6.2.3 Infoblatt 1: Ethisches Handeln

Impulse

Je nach Einsatzbereich begegnen Ihnen entsprechende Situationen in der Geriatrie, Stationen des Krankenhauses, der Pädiatrie und Psychiatrie. Als hilfreich zur Strukturierung haben sich folgende Leitfragen ergeben:

- Ist es eine Akutsituation (Notfall) oder eine sich langsam entwickelnde Lage?
- Bedenken Sie: Es gibt »nicht die eine« richtige Entscheidung oder Methode.
- Sie handeln in der Regel in der konkreten Situation mit dem zu diesem Zeitpunkt gegebenem Wissen (und handeln danach, im Rückblick kann man dies erst mit Zeit und genügend Abstand evaluieren!).
- Seien Sie sich bewusst, das Macht- und Hilflosigkeit ein Teil des Berufes sein können, aber:
  - Sie sind in der Regel nicht allein bzw. entscheiden nicht allein (Entlastung).
  - Es kommt vor, dass situativ gehandelt werden muss.

---

1 Bedeutung des Begriffes *vor* und *nach* dem 2. WK

– Güterabwägung & Kommunikation im Team zum Wohle des Patienten.
– »Psychohygiene« eine besondere Bedeutung einnimmt, um einem »Cooling-out bzw. Burn-out« vorzubeugen.

Überlegen Sie im Team:

• Welche Lösungen/Strategien werden bereits von Ihnen angewandt?
• Was kollidiert in den von Ihnen notierten Situation?

Information

 Die *Güterabwägung* ist eine Methode des Rechtes und der Ethik. Sie kommt immer dort zur Anwendung, wo zwei oder mehr gleichwertige Güter nicht gleichzeitig verwirklicht werden können und somit eine Kollision vorliegt.
Als *Dilemma*, auch Zwickmühle, wird die Zwangslage einer Person bezeichnet, die sich zwischen zwei Möglichkeiten entscheiden muss, die gleichermaßen schwierig sowie unangenehm sind. Demnach ist das Dilemma stets eine Situation, die zwar mehrere Auswege bietet, von denen allerdings keiner zum gewünschten Resultat führt, z. B. das bekannte Dilemma mit der Zugweiche (beide Entscheidungsmöglichkeiten haben negative Effekte).

6.3   Klausurvorlagen/Tests

6.3.1   Frau Schulze

Datum _____   Name/Vorname_____
Klasse _____   Lehrkraft _____

Handlungssituation: Frau Schulze, 76 Jahre, Pflegegrad 1, ist eine neue Bewohnerin im Eltzerhof Koblenz. Sie ist orientiert zu Zeit, Raum und zur Person, allerdings wirkt es auf Johanna, ihre Pflegekraft, als esse und trinke Frau Schulze nur wenig. Vor dem Einzug war sie schon einmal für eine Woche zur Kurzzeitpflege zu Gast in der Einrichtung und wirkte damals fröhlich und interessiert, seit dem Einzug vor zwei Wochen zieht sie sich immer mehr zurück und lehnt Angebote und Aktivierungen ab, der Umzug aus ihrer Wohnung macht ihr zu schaffen. Ihr BMI liegt bei 17,3. Vor einem Vierteljahr ist sie laut Information ihrer Tochter schon einmal gestürzt, die Ursache konnte damals nicht ermittelt werden. Medikamentös erhält sie Bisoprolol 5 mg, Ramipril 17,5 mg sowie Furosemid 40 mg, ihren Hilfsmitteln Rollator, Brille und Hörgerät steht sie eher ablehnend gegenüber, da sie ja »*noch alles gut könne*«, laut eigener Aussage. Ihr rechtes Bein ist aufgrund einer OP vor einigen Jahren weniger belastbar und kräftig. Zu den persönlichen Gegenständen, die sie mitgebracht hat, zählen eine schwache Lampe und ein grob gewobener Teppich. Beide sind Erinnerungsstücke an ihre Eltern, von denen sich die ehemalige Kunstmalerin nicht trennen möchte. Kurz vor Dienstübergabe hören Sie Hilferufe aus dem Zimmer von Frau Schulze. Sie holen eine Kollegin zur Unterstützung hinzu und betreten gemeinsam das Zimmer. Frau Schulze liegt neben ihrem Rollator auf dem Boden. Ihre Kollegin Sandra hilft ihr auf die Beine, die Situation ist Fr. Schulte unangenehm. Sie meint, plötzlich habe der Boden gewankt. Da Sie ein vertrauensvolles Verhältnis zu Frau Schulze haben, sollen Sie ein Beratungsgespräch über Sturzursachen mit ihr führen mit dem Ziel, gemeinsam Maßnahmen zur weiteren Sturzprophylaxe zu vereinbaren.

Zu bearbeitende Fragestellungen:

1. Definieren Sie »Sturz« bzw. ein »Sturzereignis«!
   (____/2)
2. Beschreiben Sie das »posturale System«!
   (____/4)
3. Erklären Sie, was ein »Expertenstandard« ist.
   (____/4)
4. Sie finden Frau Schulze wie oben beschrieben vor: Wie bewerten Sie das Verhalten der Kollegin Sandra?
   (____/4)
5. Welche intrinsischen und extrinsischen Sturzfaktoren fallen Ihnen hinsichtlich Frau Schulze auf?
   (____/4)
6. Erklären Sie, was unter dem »Post Fall Syndrom« zu verstehen ist! Begründen Sie, ob die Gefahr besteht, dass Frau S. eines entwickelt!
   (____/4)
7. Welche Möglichkeiten einer objektiven Bilanzierung des Ess- und Trinkverhaltens von Frau Schulze sind möglich?
   (____/4)
8. Definieren Sie den Begriff »Peak bone Mass«!
   (____/2)
9. Welche Faktoren würden Sie in einem Beratungsgespräch ansprechen?
   (____/5)

Maximale Punkte:	Davon erreicht:	Note:	HZ Lehrkraft
23	_____ (In %_____)		

Möglicher Erwartungshorizont

1. Definieren Sie »Sturz« bzw. ein »Sturzereignis«!
   - »Ein Sturz ist ein Ereignis, bei dem eine Person unbeabsichtigt auf dem Boden oder auf einer tieferen Ebene aufkommt« (DNQP 2013)«.
2. Beschreiben Sie das »posturale System«!
   - Es bezeichnet die Gesamtheit aller biologischen Teilsysteme des Körpers, z. B. Augen, Ohren/Gleichgewicht, Nervensystem, Muskeln, Blutdruck) um Gleichgewicht und Balance aufrecht zu erhalten.
3. Erklären Sie, was ein »Expertenstandard« ist.
   - Expertenstandards sind »Meta-Standards«, sie stellen die Grundlage für Hausstandards in Einrichtungen dar und sind (pflege-)wissenschaftlich fundiertes Wissen auf dem aktuellen Kenntnisstand. Ein Abweichen vom Standard kann haftungsrechtliche Folgen haben.
4. Wie bewerten Sie das Verhalten der Kollegin Sandra?
   - Statt Frau Schulze direkt aufzuhelfen, würde ich mich vergewissern, dass Frau Schulze orientiert ist, nach Schmerzen fragen, sie im Sitzen in eine aufrechte Position bringen und die Gelenke vorsichtig durchbewegen. Sie bekommt ein Glas Wasser und die Umgebungsfaktoren werden geprüft und ggf. korrigiert (Stolperfallen, Licht, Schuhwerk). Zu Zweit wird ihr dann möglichst rückenschonend aufgeholfen. Dokumentation, ggf. RR-Messung, Wunddoku, Arztinfo …
5. Welche intrinsischen und extrinsischen Sturzfaktoren fallen Ihnen hinsichtlich Frau Schulze auf?
   - Intrinsisch: Polypharmazie/Überdosierung (?); BMI; rechtes Bein, Sturzangst (?)
   - Extrinsisch: Nutzt keine Hilfsmittel, schwache Lampe, Teppich
6. Erklären Sie, was unter dem »Post Fall Syndrom« zu verstehen ist! Begründen Sie, ob die Gefahr besteht, dass Frau S. eines entwickelt!
   - »Post Fall Syndrom« meint, dass es nach einem Sturzereignis zu Angst und/oder Einschränkungen in der Bewegung kommen kann. Die Person weist ein unsichereres Gangbild auf, dass auch durch die Angst, erneut zu stürzen, verstärkt werden kann.
7. Welche Möglichkeiten einer objektiven Bilanzierung des Ess- und Trinkverhaltens von Frau Schulze sind möglich?
   - Das Gefühl ist eine subjektive Wahrnehmung. Objektive Erfassung kann durch eine Dokumentation des Ess- und Trinkverhaltens sowie des Gewichts/BMI bewertbar gemacht werden.
8. Definieren Sie den Begriff »Peak Bone Maß«!
   - Der »Maximalwert der Knochenmineraldichte des Menschen, wie er von etwa 30-jährigen knochengesunden Erwachsenen erreicht wird«. (Vgl. Bartl, 2008)
9. Welche Faktoren würden Sie in einem Beratungsgespräch ansprechen?
   - Ich würde die in Aufgabe 5 notierten Punkte ansprechen, bspw. Kontakt mit dem Hausarzt aufnehmen und die Dosierung abklären (lassen), Frau Schulze bitten ihre Hilfsmittel zu nutzen und diese auf Funktionalität überprüfen, aus der Stolperfalle Teppich einen Wand-

teppich machen, um die Stolperfalle zu eliminieren, dabei jedoch den vertrauten Gegenstand zu erhalten, das Licht verstärken, vielleicht Krankengymnastik für das Bein initiieren …

6.3.2 Herr Kraaz und Frau Ringer

Datum _____ Name/Vorname_____
Klasse _____ Lehrkraft _____

Handlungssituation: Herr Kraaz (67 Jahre), ist zur Kurzzeitpflege nach einem Sturz infolge eines C2-Abusus in Ihre Einrichtung gekommen. Der ältere Herr, ein noch aktiver Dozent, macht einen freundlichen Eindruck und wird vom Team als umgänglich, aufgeschlossen und kommunikativ wahrgenommen. Er ist vollständig orientiert und benötigt lediglich Unterstützung bei der Mobilisation, Grundpflege und drei Injektionen s. c. Dies ändert sich nach einer Woche Aufenthalt schlagartig, als Daniela R. nach ihrem Urlaub den Dienst antritt. Pflegefachkraft und Bewohner erschrecken sichtlich, als sie einander sehen. Sie schweigen einander an und nach einigen Sekunden flüchtet Daniela R. in den Pausenraum, Herr Kraaz in sein Zimmer. Sie führen mit beiden Einzelgespräche über das Erlebte.

Kollegin Daniela: *»Ich kenne ihn aus meiner Ausbildungszeit. Mag sein, dass er hier den freundlichen alten Mann mimt, aber ich kenne ihn ganz anders! Ich kann seine Pflege und Betreuung nur mit Verweis auf meine Erlebnisse und mein Gewissen pflichtbewusst ablehnen, er wird nie mit mir oder meiner Arbeit zufrieden sein!«*

Herr Kraaz: *»Frau Ringer war schon damals überempfindlich, sie hat die Prüfung zwar bestanden, aber ich möchte sie nicht im Zimmer haben, egal was passiert. Mag sein, dass ich damals strenger war als heute, aber ich entscheide, wer eine gute Pflegekraft ist und wer nicht! Sie ist es nicht!«*

Am Abend wird es heikel, da Herr Kraaz seine Injektionen benötigt und keine andere Fachkraft verfügbar ist.

Zu bearbeitende Fragestellungen:
Anforderungsbereich I: Reproduktion

1. Definieren Sie das Dilemma in der Situation
   (___/2)
2. Nennen Sie jeweils zwei Äußerungen aus dem Text über die Protagonisten!
   (___/2)

Anforderungsbereich II: Reorganisation/Transfer

3. Beschreiben Sie, welche Folgen sich aus der Situation ergeben können für Herrn Kraaz und für Frau Ringer!
   (___/4)

Anforderungsbereich III: Problemlösendes Denken

4. Überprüfen Sie, welche Prinzipien[2] miteinander kollidieren!
   (___/4)
5. Bewerten Sie das Verhalten von Frau Ringer aus Ihrer Sicht! Begründen Sie Ihre Einschätzung!
   (___/5)
6. Entwerfen Sie zwei alternative Lösungsmöglichkeiten!
   (___/6)

Maximale Punkte:	Davon erreicht:	Note:	HZ Lehrkraft
23	_____ (In %_____)		

Möglicher Erwartungshorizont

Anforderungsbereich I: Reproduktion

1. Definieren Sie das Dilemma in der Situation
   - Das Dilemma besteht darin, dass Herr Kraaz Frau Ringer nicht im Zimmer bzw. der Pflege haben möchte, er lehnt sie ab. Frau Ringer wiederum verweigert die Pflege mit Verweis auf Ihre Erlebnisse mit ihm und ihrem Gewissen. Er benötigt jedoch Injektionen und ist somit in einer schwächeren, weil abhängigen Position.
2. Nennen Sie jeweils zwei Äußerungen aus dem Text über die Protagonisten!

Frau Ringer über Herrn Kraaz	Herr Kraaz über Frau Ringer
Schwer zufrieden zu stellen	Überempfindlich
Nicht so nett, wie er »tut«	»Keine gute PK«

Anforderungsbereich II: Reorganisation/Transfer

3. Beschreiben Sie, welche Folgen sich aus der Situation ergeben können für Herrn Kraaz und Frau Ringer!
   - Für Herrn Kraaz kann eine Folge sein, dass er seine Medikation nicht bekommt bzw. die Gabe durch Frau Ringer ablehnt.
   - Für Frau Ringer geht es potenziell darum, die Arbeit zu verweigern und sich der Gefahr einer Abmahnung auszusetzen. Andererseits hat sie nachvollziehbare Gründe dafür.

---

2 Autonomie -Schadensvermeidung – Fürsorge – Gerechtigkeit

Anforderungsbereich III: Problemlösendes Denken

4. Überprüfen Sie, welche Prinzipien miteinander kollidieren!
   – Frau Ringer und Herr Kraaz sind beide erwachsene Menschen und orientiert, somit sind sie in ihrer Autonomie gleichgestellt. Das Prinzip der Schadensvermeidung ist gefährdet, da Herr Kraaz auf Medikamente angewiesen und somit in einer schwächeren Position ist. Aus der Sicht der Fürsorge und Schadensvermeidung sollte die PFK in ihrer Rolle die notwendigen Leistungen erbringen. Problem: Herr Kraaz will die Maßnahmen nicht durch Fr. Ringer durchgeführt bekommen. Gerechtigkeit als Element ist schwierig zu bewerten, da beide eine sachliche Grundlage für ihr Handeln haben.
5. Bewerten Sie das Verhalten von Frau Ringer aus Ihrer Sicht! Begründen Sie Ihre Einschätzung!
   – Sie lehnt die Pflege aus Gewissensgründen ab, das ist einerseits nachvollziehbar und zeigt eine deutliche (professionelle) Abgrenzung. Andererseits sollte sie zwischen dem »privaten ich« und dem »beruflichen ich« trennen, da sie ihn nicht privat versorgt, sondern im Rahmen des Versorgungsvertrages zwischen Herrn Kraaz und der Pflegeeinrichtung.
6. Entwerfen Sie zwei alternative Lösungsmöglichkeiten!
   a) Eine weitere Person als Zeuge/Begleitung ist im Raum, damit sich beide entlastet fühlen.
   b) Ggf. kann eine PFK von einem anderen WB bzw. die Nachtwache die Aufgabe übernehmen.

6.4 Checkliste/Verweise

6.4.1 Exemplarische Literaturtipps

Deutscher Berufsverband für Pflegeberufe (DBfK), https://www.zqp.de/pflege-charta/
Malteser Modell der ethischen Fallbesprechung: https://www.malteser.de/fileadmin/Files_sites/Fachbereiche/Krankenhaeuser/Downloads/ethische_fallbesprechung.pdf[3]
Lauber Annette; Schmalstieg, Petra (Hrsg.) (2018). Prävention und Rehabilitation. Verstehen und Pflegen. 4. Auflage. Thieme.
Ein breit gefächerter Pool aus Vorträgen, Veranstaltungen und Publikationen der Ludwig-Maximilians-Universität München aus dem Fachbereich des Instituts für Ethik, Geschichte und Theorie der Medizin können Impulse für aktuelle Themen und Unterrichte geben: https://www.egt.med.uni-muenchen.de/index.html

---

3 MTG Malteser Trägergesellschaft (Hrsg.) (2005). Heinemann, Wolfgang. Ethische Fallbesprechung. Köln

6.4.2 Dilemmata-Checkliste

Grauzonen im Bereich der Willensfeststellung setzen Pflegekräfte, Angehörige, Betroffene und Institutionen unter Druck. Nutzen Sie die Dilemmata-Checkliste als Ansatz, um weitere Hindernisse zu sammeln und Lösungen zu diskutieren!

Besonderes Problem: Grauzonen und Interessenskonflikte

✓ Ist der Wille des Patienten bekannt, schriftlich oder mutmaßlich?
✓ Liegt Geschäftsfähigkeit vor?
✓ Besteht ein »Problem« aus Sicht der Pflegekräfte oder der zu pflegenden Person?
✓ Kann eine (Rechtsgut-) Abwägung vorgenommen werden?
✓ Welche vier Prinzipien der Pflege stehen im Konflikt miteinander?[4] Autonomie-Prinzip – Wohltuens-/Fürsorge-Prinzip – Nicht-Schadens-Prinzip – Prinzip der Gerechtigkeit
✓ Sind Freunde/Familie erreichbar?
✓ Besteht eine (Schein-)Depression oder weitere psychische Erkrankungen?
✓ Liegt ein Delir vor?
✓ Anzeichen einer beginnenden Demenz?
✓ Welche religiösen Bedürfnisse bestehen?
✓ Gibt es in der Einrichtung eine (ethische) Fallbesprechung oder eine Ethikkommission?
✓ ...

---

4 DBfK (Hrsg.) (2018). Positionspapier zur Stärkung der ethischen Handlungskompetenz in der Pflege. Stuttgart

Kapitel 7: CE 07: Rehabilitatives Pflegehandeln bei alten Menschen im interprofessionellen Team

7.1 (Bildungs-) Ziele/Inhalte/Kompetenzen

Auszug aus der Beschreibung der CE 07 (Vgl. BIBB, 2020, S. 123 f).

- Zusammenarbeit zwischen den beteiligten Berufsgruppen und mit den familialen Systemen sowie den sozialen Netzwerken, in denen sie eine Vermittlerrolle einnehmen, um so für die zu pflegenden Menschen einen kontinuierlichen Versorgungsprozess realisieren zu können und zur gesellschaftlichen Teilhabe beizutragen
- Pflegefachfrauen- und Pflegefachmänner nehmen im Rehabilitationsprozess die Rolle der Vermittler/innen ein, indem sie für Kontinuität sorgen und zwischen den beteiligten Berufsgruppen als Fürsprecher/innen für den zu pflegenden alten Menschen tätig werden.
- Rehabilitative Pflege kann dazu beitragen, Pflegebedürftigkeit zu verzögern und Alltagskompetenzen möglichst lange aufrechtzuerhalten.
- Gesundheitsförderung und Prävention.
- Angebote zur sozialen und kulturellen Teilhabe.
- Die Auszubildenden erkennen Kommunikationsbarrieren, insbesondere bei spezifischen Gesundheitsstörungen oder Formen von Behinderungen im Alter, und setzen unterstützende und kompensierende Maßnahmen ein,
- Gestaltung von professionellen Informations-, Instruktions-, Schulungs- und Beratungsangeboten.

7.2 Lernsituationen/Diskussionsimpulse

»Laura Weifert – Nur ein kleiner Unfall.«

Situation: Laura Weifert (62 Jahre) ist auf dem Weg zur Arbeit, als ihr plötzlich schwarz vor Augen wird. Sie blinzelt laut eigener Aussage nur kurz und als sie die Augen wieder öffnet, steht der Wagen quer auf der Straße und ist stark eingedrückt. Benommen nimmt Sie Stimmen wahr, die zu ihr sprechen. Im Krankenhaus erfährt sie dann von dem Unfall und der

Amputationsverletzung von zwei Fingern ihrer rechten Hand. Leider war eine chirurgische Replantation nicht möglich. Laura kann es noch gar nicht glauben! Wie soll sie denn ihre Tätigkeit als Näherin weitermachen?! Körperlich kann der Zustand als stabil, aber eingeschränkt beschrieben werden. Psychisch wirkt sie bedingt stabil. Sorgen machen ihr die bestehenden Einschränkungen und die Frage, wie sie als alleinlebende zu Recht kommen soll. Laura W. liegt auf einer chirurgischen Station in einem Zweibettzimmer. Mit ihrer Zimmernachbarin Leni versteht sie sich gut, sie ist zwar deutlich jünger (33 Jahre), aber ebenfalls von einer Amputation (Unterschenkel) betroffen. Darüber hinaus stellen die Pflegekräfte fest, dass frau W. ein ängstliches Verhalten zeigt und Schmerzen im Knie (NRS 3–5) angibt. Wenn möglich, vermeidet sie Belastungen wie Gehen oder Stehen unter Vorwänden. Sie soll Physiotherapie erhalten, um die Beweglichkeit der rechten Hand und des Knies zu stärken und belastbarer zu machen. Ihre Wirbelsäule wurde leicht verstaucht, sodass sie mehrfach täglich über Kribbeln oder Taubheit in den Füßen oder Händen äußert. Sie ist emotional angeschlagen, als die Ärzte ihr betreutes Wohnen oder einen ambulanten Pflegedienst empfehlen. Als einer der Ärzte äußert, auch ihren Anspruch auf einen Grad der Behinderung prüfen zu lassen, verliert sie völlig die Fassung und fängt an zu weinen: »Bin ich jetzt etwa behindert?!« Die Ärzte verabschieden sich schnell.

Lernjob:

1. Markieren Sie pflegerelevante Aussagen und Probleme im Text.
2. Welche Fragen haben Sie bzw. leiten Sie aus der Fallsituation ab?
3. Was für Informationen brauchen Sie, um pflegerisch zu intervenieren?
4. Erarbeiten Sie eine Informationsmappe für Frau Weifert. Nehmen Sie folgende Fragen zur Orientierung:
   a) Ressourcen, Probleme und Ziele aus der Fallbeschreibung
   b) Wie ist »Rehabilitation« definiert?
   c) Welche Ziele verfolgt Rehabilitation?
   d) Was ist der Unterschied zwischen Akutmedizin und Rehabilitation?
   e) Wer sind die Träger der Rehabilitation und welche Leistungsgruppen sind zugeordnet?
   f) Was sagt das ICF-Modell der WHO aus?
   g) Welche Rehabilitationsphasen gibt es bei einem Akutereignis?
   h) Welche Rolle spielt das Case- bzw. Entlassungsmanagement für die Rehabilitation?
   i) Welche Form von Rehabilitation käme für Laura Weifert in Frage?
   j) Was könnte dazu beitragen, den Status nach der Rehabilitation möglichst dauerhaft zu sichern?
   k) Was ist der der »GdB« und welche Stufen hat er?

7.3   Klausurvorlagen/Tests

7.3.1   Krankengymnastik mit Hindernissen

Datum _____   Name/Vorname_____
Klasse _____   Lehrkraft _____

Handlungssituation: Herr Zeiske, 65 Jahre alt, orientiert, kommt als neuer Bewohner in Ihre Pflegeeinrichtung. Der ältere Herr ist seit einem Arbeitsunfall vor einem Jahr auf Unterstützung angewiesen (Pflegegrad 2) und sitzt im Rollstuhl. Herr Zeiske kann ca. 10 Meter mit Begleitung gehen. wird als freundlich, höflich und umgänglich beschrieben. Dies ändert sich jedoch, wann immer Katja Neubauer, die KG der Einrichtung, auf ihn zugeht. Sie möchte Bewegungsübungen mit ihm durchführen und kleinere Gangübungen, damit Kraft und Gleichgewicht erhalten bleiben. Herr Zeiske blockt dies jedoch regelmäßig ab. Er äußert Schmerzen, Unlust oder zetert, er »*sei doch nicht behindert!*«.

Wenn er sich unbeobachtet fühlt, führt er selbst kleinere Gymnastikübungen mit seinen Händen durch. Auch sein Sohn Hannes und Tochter Adelheid haben keine Chance, ihn hierzu zu motivieren. Sie schreit ihren Vater schließlich an. »*Wenn du dich weiter so gehen lässt, entwickelst du dich noch zum bettlägerigen Pflegefall! Keiner sagt, dass du Olympia-Sport machen sollst! Aber ein bisschen Bewegung wird ja wohl noch drin sein!*« Herr Zeiske wiederum kontert bissig. »*Vor dem Unfall hatten wir auch nur Weihnachten und Geburtstag Kontakt, also tu nicht so besorgt!*« Er deutet auf Sie. »*Die Pflegekräfte hier, ja die kümmern sich um mich!*« Als sein Hausarzt ihm bei der Visite zudem einen GdB[1] empfiehlt, wirft er den Arzt wütend aus seinem Zimmer.
Sie sind seine Bezugspflegekraft und haben den Auftrag, das Gespräch zu suchen.

Zu bearbeitende Fragestellungen:
Anforderungsbereich I: Reproduktion

1. Definieren Sie das Problem in der geschilderten Situation.
   (_____/2 P.)
2. Beschreiben Sie Ihren Eindruck von der Compliance des Herrn Zeiske.
   (_____/4 P.)

Anforderungsbereich II: Reorganisation/Transfer

3. Beschreiben Sie, welche Folgen sich aus der Situation für Herrn Zeiske ergeben können.
   (_____/4 P.)

---

1 Grad der Behinderung

Anforderungsbereich III: Problemlösendes Denken

4. Planen Sie ein Beratungsgespräch mit Herrn Zeiske. Berücksichtigen Sie Ort, Zeit, Atmosphäre, Inhalt und Ablauf.
(___/6 P.)
5. Bewerten Sie das Kommunikationsverhalten zwischen Herrn Zeiske und seiner Tochter. Begründen Sie Ihre Einschätzung.
(___/4 P.)
6. Entwerfen Sie ein mögliches Bewegungs- und Aktivierungsangebot
(___/6 P.)

Maximale Punkte:	Davon erreicht:	Note:	HZ Lehrkraft
26	_____ (In %_____)		

Möglicher Erwartungshorizont

Anforderungsbereich I: Reproduktion

1. Definieren Sie das Problem in der geschilderten Situation.
   - Herr Zeiske ist in seiner Mobilität eingeschränkt und dies wird sich tendenziell verschlechtern, wenn er sich nicht (selbst) mobilisiert und Bewegungsübungen durchführt. Problematisch ist, dass er weder intrinsische noch extrinsische Motivation hat und Angebote abblockt.
2. Beschreiben Sie Ihren Eindruck von der Compliance des Herrn Zeiske.
   - Er blockt Angebote ab, daher ist seine Compliance niedrig. Auf der anderen Seite führt er selbst kleinere Übungen mit den Händen durch, was positiv zu bewerten ist. Sein Problem ist jedoch die Nicht-Forderung der Beine bzw. des Gleichgewichtsinns.

Anforderungsbereich II: Reorganisation/Transfer

3. Beschreiben Sie, welche Folgen sich aus der Situation für Herrn Zeiske ergeben können.
   - Aus der geschilderten Situation leite ich eine Gefahr für sozialen Rückzug sowie eine Verschlechterung seiner noch vorhandenen Ressourcen (Beweglichkeit) ab, die voranschreitet, wenn er sein Verhalten fortsetzt. Er scheint sich nicht mit der, für ihn problematischen Situation und den noch bestehenden Möglichkeiten auseinander zu setzen oder dies zu wollen. Dies wird in seinem ablehnenden Verhalten der KG Frau Neubauer gegenüber deutlich, da sie ihn an seine Probleme/Defizite erinnert. Zwischen Herrn Zeiske und seiner Tochter scheint es (ungelöste) Spannungen zu geben, die das Verhältnis belasten und durch die verbalen Spitzen zum Rückzug der Tochter als

Bezugsperson führen können. Ich halte psychologische Unterstützung für empfehlenswert, damit Herr Z. möglichst keine Depression entwickelt (sofern es nicht bereits der Fall ist!) und die Situation verarbeiten und annehmen kann.

Anforderungsbereich III: Problemlösendes Denken

4. Planen Sie ein Beratungsgespräch mit Herrn Zeiske. Berücksichtigen Sie Ort, Zeit, Atmosphäre, Inhalt und Ablauf.
   – Ich würde fragen, ob- und wann er Zeit für mich hat, vielleicht in seinem Zimmer oder im Wintergarten der Einrichtung. Kaffee/Tee, Wasser und Gebäck. Vielleicht Informationsmaterialien mitnehmen. Das Gespräch ist unverbindlich und ich gehe von Herrn Zeiske aus mit der Frage, wie es ihm geht nach dem Gespräch mit den Kindern bzw. dem Arzt. Ich würde versuchen, Gründe und Motivation offen zu legen und einen Weg finden, sich selbst zu stärken, aber sein Gesicht wahren zu können.
5. Bewerten Sie das Kommunikationsverhalten zwischen Herrn Zeiske und seiner Tochter. Begründen Sie Ihre Einschätzung.
   – Vermutlich hatten beide keinen oder nur wenig engen Kontakt zueinander. Ob das Verhältnis früher inniger war, ist unbekannt. Die Tochter kümmert sich (seit) dem Unfall und fühlt sich überfordert/gefrustet von ihrem Vater. Herr Zeiske wiederum fühlt sich wahrscheinlich bedrängt und unter Druck gesetzt.
6. Entwerfen Sie ein mögliches Bewegungs- und Aktivierungsangebot.
   – Ausgehend vom Ergebnis des Gespräches würde ich versuchen, seine Hobbies und Interessen aufzugreifen. Nach dem SOK-Modell lassen sich hier möglicherweise Anschlusspunkte finden. Vielleicht liegt es auch an der Person (KG), dass er lieber jemand anderen hätte. Aktive-passive Bewegungs- und kleinere Gangübungen lassen sich entsprechend vorbereiten und durchführen, z. B. von mir als Bezugspflegekraft. Ich vermute, Herr Zeiske kann im Augenblick keine Akzeptanz seiner Situation entwickeln und sieht den »GdB« als »rotes Tuch«.

7.4   Checkliste/Verweise

7.4.1   Exemplarische Literaturtipps

beta Institut gemeinnützige GmbH (2003–2023). Vertiefende Sozialrechtliche und psychosoziale Informationen im Gesundheitswesen: Leistungen, Steuern, Ausweise, Eingliederung, Kostenträger u. a., https://www.betanet.de/files/pdf/ratgeber-behinderungen.pdf

115

Bundesministerium für Arbeit und Soziales(2020). *Allgemeine Übersicht und Einführung: Voraussetzungen einer Reha und Antragsstellung*, https://www.einfach-teilhaben. de/DE/AS/Ratgeber/06_Beantragung_Reha/Beantragung_Reha_node.html

Bundesarbeitsgemeinschaft für Rehabilitation (Hrsg.) (2019). Rehabilitation: Vom Antrag bis zur Nachsorge – für Ärzte, Psychologische Psychotherapeuten und andere Gesundheitsberufe. SpringerGrote, Annika; Thiele, Heike (2014). Rehabilitation. Kohlhammer

Kapitel 8: CE 08: Alte Menschen in kritischen Lebenssituationen und in der letzten Lebensphase begleiten

8.1   (Bildungs-) Ziele/Inhalte/Kompetenzen

Auszug aus der Beschreibung der CE 08 (Vgl. BIBB, 2020, S. 144 f).
Die Lernenden reflektieren den gesellschaftlich-kollektiven, institutionellen und individuellen Umgang mit Tod und Sterben im Spannungsfeld von Entfremdung und Leiderfahrung. Sie nehmen die Gesellschaft und die Institutionen als Rahmung für die persönliche Auseinandersetzung mit dem Sterben sowie für die Gestaltung des Pflegeprozesses wahr.

* Hoffnungslosigkeit/Sinnkrise
* Abschiednehmen
* Nahrungsabbruch/Therapieabbruch
* Non-Compliance
* beeinträchtigte Familienprozesse
* Entscheidungskonflikt
* beeinträchtigte Religiosität/Sinnfindung
* Rollenüberlastung der pflegenden Bezugsperson

Auszubildende

* belastende Gefühle, insbesondere Hilflosigkeit, Unsicherheit, Angst, Sprachlosigkeit, Phasen der Trauer, Verlust, Wut, Verzweiflung, Hoffnungslosigkeit
* Haltungen, insbesondere Mitgefühl/Mitleid, Helfen-Wollen und Nicht-helfen-Können, Abgrenzung
* Sinnfragen zu pflegender Menschen und ihrer Bezugspersonen
* Aggressionen, Scham, Ambivalenz, Grenzerfahrung, Verleugnung, Machtlosigkeit
* Leiden, Erlösung erhoffen

8.2 Lernsituationen/Diskussionsimpulse

8.2.1 Kommunizieren/Existenzielle Erfahrungen

»Abschied nehmen«

Situation: Nach einem subjektiv langen und fordernden Nachtdienst betreten eine Kollegin und ich kurz vor der Übergabe das Zimmer einer Bewohnerin. Es ist unsere letzte Nacht und wir haben im Anschluss freie Tage. Sie ist seit längerer Zeit schon nicht mehr bei Bewusstsein und vom Arzt als im präfinalen Zustand *(im Sterbeprozess)* erklärt worden. Sie quält sich sichtlich. Wir gehen davon aus, dass sie uns noch wahrnimmt, aber nicht mehr da sein wird, wenn wir wieder Dienst haben. Daher verabschieden wir uns mit einem Händedruck von ihr und sagen, dass wir erst in einigen Tagen wiederkommen. Da wir Bezugspflegekräfte von ihr waren und um die schwierige Biografie wussten, sprachen wir sie persönlich an. Sinngemäß, dass sie ruhig loslassen kann, dass es in Ordnung sei.
Ergebnis: Eine Kollegin teilte mir mit, dass *»unsere«* Bewohnerin kurz vor 10 Uhr, also nur vier Stunden später, friedlich verstorben war. Das war sehr heftig.
 Merke! Der Tod ist sehr vielseitig in seiner Erscheinung. Auch wenn Bewohner nicht ansprechbar wirken oder reagieren, sollte man dennoch immer davon ausgehen und entsprechend respektvoll im Umgang sein.

»Sagen Sie mir die Wahrheit – wann wird er sterben?«

Situation: Ein Bewohner war zur palliativen Versorgung in unsere Einrichtung gekommen, da eine Begleitung bei sich zuhause bzw. in einem Hospiz nicht möglich war. Seine Tochter wich selten von seiner Seite. An einem Sonntagmorgen gegen 06:00 Uhr kam sie mir entgegen und nahm mich zur Seite. Sie stellte mir die oben genannte Frage und schaute mich mit einer Mischung aus Angst und Sorge an.
Ergebnis: Ich nahm mir die Zeit für die Tochter von Herrn B. und erklärte ihr, dass ich ihr die Frage gerne beantworten würde, dies aber nicht kann, da es stets einen individuellen Verlauf gibt und eine Einschätzung sehr schwerfällt.
 Merke! Ein sehr sensibles und emotionales Thema- nehme die Angehörigen und die betroffene Person immer ernst in ihren Gefühlen. Sei dir aber deiner (fachlichen-) und persönlichen Grenzen bewusst.

»Der Rücken«

Situation: Grundpflege bei Herrn M. So zumindest der Plan. Die Kollegen und Kolleginnen versuchen meistens, dieses Zimmer zu meiden. Der Grund: Herr M., orientiert und weitgehend selbstständig, verweigert ausdrücklich das Waschen des Rückens sowie die eigentlich sinnvolle Unterstützung beim

Ankleiden des Oberkörpers, ebenso Gespräche nach der Ursache hierfür. Ich kam als neuer Schüler in die Einrichtung und konnte so unbefangen mit der Zeit ein Vertrauensverhältnis aufbauen, verbrachte kurze Pausen auch mal mit ihm vor der Tür und leistete Gesellschaft. An einem Freitag, ich habe bewusst bei der Pflege den Rücken nicht angesprochen und sagte nur, dass ich ihm beim Anziehen helfen kann, wenn er das möchte. Er lehnt dankend ab und klopft mir auf den Rücken. Aufgrund einer Verletzung mit Narbenbildung an der Stelle, zuckte ich zusammen. Er schaut interessiert und betroffen. Dann erzählte ich ihm, was es damit auf sich hatte.

Ergebnis: Am Folgetag schließt er seine Zimmertür nach meinem Eintreten ab und zieht sich zu meiner Überraschung das Unterhemd aus. Im Badezimmer sehe ich dann den Grund für sein Verhalten. Ein großes Hakenkreuz war eintätowiert. Er meinte, dass es Verletzungen und Fehler gibt, die einen ein Leben lang verfolgen und von denen man sich nicht lösen kann.

Merke! Herr M. hatte nachvollziehbare Angst vor der Reaktion seiner Umwelt. Ich habe ihn als freundlichen Herrn kennen gelernt, und auch sein Umgang mit anderen Bewohnern und Kollegen war nie rassistisch geprägt. Sicher kann man sich privat seine Meinung darüber bilden, es steht »uns« jedoch nicht zu, darüber zu urteilen oder gar stellvertretend zu bestrafen. Es steht dir zu, aus ethischen oder persönlichen Gründen die Übernahme einer Pflege abzulehnen. Bedenke jedoch stets die eigene Fachlichkeit und die Tatsache, dass das Hakenkreuz für diesen Menschen ein Überbleibsel aus einer rund 80 Jahre entfernten Zeit darstellt.

»Der Kakao«

Situation: Frau S. klingelte gegen 3 Uhr in der Nacht und äußerte, dass sie schlecht geträumt habe. Sie bittet im kurzen Gespräch um einen Kakao. Die Nacht war sehr unruhig gewesen und ich K. O. Trotzdem raffte ich mich auf, obwohl wir weit hinter dem regulären Arbeits- und Zeitplan waren, in der Küche einen Kakao zuzubereiten. Lauwarm, damit sie ihn besser trinken konnte. Sie dankte, und wir setzten unseren Weg über die neonhellen Flure fort.

Ergebnis: Wenige Stunden später wird mir mitgeteilt, dass sie gegen 08:00 Uhr verstorben ist. Ich bin sehr, sehr froh, ihr den Wunsch nach einem Kakao erfüllt zu haben, denn vielleicht war es ihr letzter, die Chance auf einen weiteren gab es ja nicht.

Merke! Nicht nur, weil die Frau meine eigene Großmutter war, bin ich froh über meine Entscheidung. Der Tod kommt schnell und meist unerwartet. Darum gehe möglichst nicht im Bösen auseinander. Auf die Arbeit bezogen, wenn du einen Wunsch erfüllen kannst, solltest du es tun.

»Machen Sie etwas aus ihrem Leben«

Situation: Frau M. ist frisch eingezogen. Sie ist Anfang 60 und damit sehr jung. Ihre Diagnosen lassen jedoch ein Alleinleben nicht mehr zu. Im

Gespräch äußert sie häufig, dass alles anders geplant war. Der gesamte Ruhestand war genau das Gegenteil von dem, was sie sich gewünscht hatte. Ihr Mann war vor kurzem überraschend verstorben, dann erhielt sie ihre Diagnosen. Wir sprachen oft über das Leben, und das die beste Krankheit nichts taugt.

Ergebnis: Ihr Satz »*Machen Sie etwas aus ihrem Leben, [Name]*«, den ich so oft gehört habe, erinnert mich seitdem daran, dass Gesundheit weder zu kaufen noch aufzufüllen ist wie ein Handy-Akku.

 Merke! Der Gesundheitspegel sinkt eher pro Jahrzehnt, und wenn ich höre, dass gleichaltrige oder jüngere Freunde darüber schimpfen, am Samstag schon um 07:00 Uhr arbeiten zu müssen, werde ich ungehalten. Vielleicht auch, weil sie aus meiner Perspektive (Aufstehen 04:45 Uhr) ausschlafen können. Frau M. würde diesen Luxus gerne haben. Arbeiten, Geldverdienen, Freizeit und Spaß am Leben.

»Sie sind ein guter Mensch«

Situation: Frau W [1]., eine ältere Dame jenseits der 80, depressiv und zeitweise verbal aggressiv, hatte an diesem Tag bereits die Geduld und Professionalität von zwei Schichten mit ihrem Verhalten arg strapaziert. Nun war der Spätdienst an der Reihe, vertreten durch mich. Alles was ich tat war falsch, zu laut, ich sprach zu leise, war zu grob, ungehobelt, zu langsam etc., die Liste ließe sich noch weit fortsetzen. Ich blieb betont freundlich und bot an, jemand anderen zu schicken.

Ergebnis: Dies lehnte sie mit dem Verweis, dass »*die noch schlimmer wären*« ab. Ich lache aus einem Reflex heraus laut los, und stecke Frau W. unerwartet an. Sie meinte, ich sei ein guter Mensch, und ich bedanke mich für das Lob. Dann beuge ich mich auf ihre Höhe (Rollstuhl) und schaue sie an. Ich gestehe, dass ich ihr in Sachen Übellaunigkeit, Ungerechtigkeit und hohen Anforderungen an mich und andere Menschen in nichts nachstehe. Dies sage ich mit einem Augenzwinkern.

 Merke! Ihr war an dem Tag noch immer alles und jeder zu laut, zu xyz etc. Aber sie lächelte dabei wie ein junges Mädchen, spitzbübisch. Ich hinterfrage mich zwischendurch, ob ich wirklich ein »*guter Mensch*« bin. Du und ich können nur daran arbeiten, indem wir regelmäßig hinterfragen, was wir tun und wie wir es tun.

»Rosenkranz für Tweety«

Situation: Der Kanarienvogel der Einrichtung war verstorben und die Bewohnerin Frau W. war sehr aufgelöst. Da sie sehr religiös war, bot ich ihr an, ein »Vater unser« für das tote Tier zu sprechen. Sie lächelte und wir sprachen also ein »Vater unser«. Ich wollte dann ihr Zimmer verlassen, doch sie hielt mich zurück und deutete auf ihre Kommode.

Ergebnis: Darin fand ich einen Rosenkranz (!) und verstand. Gleichzeitig lehnte ich ab mit dem Hinweis, dass dies meine Zeit sprengen würde.

Merke! Die Idee, ihre Trauer zu unterstützen, war gut. Dass es sich ungeplant zu einem Rosenkranz steigerte, nicht. Rechne stets mit dem Unvorhergesehenen!

»Grabrede«

Situation: Eine Bewohnerin, zu der ich ein nahes Verhältnis hatte und Bezugspflegekraft war, verstarb. Bei der Beerdigung saß ich relativ weit hinten und verfolgte die Trauermesse, als mein Name genannt wurde.

Ergebnis: Ich wurde in der Grabrede dankend erwähnt als jemand, der die letzten Monate von Frau L. mit Wärme und Liebe anreicherte.

Merke! Das hat mich sehr tief berührt. Leider hatte es auch den Neid der Kollegen auf sich gezogen. Neutral formuliert, es wird wohl seine Gründe gehabt haben.

»Nachtmesse oder Beten Sie mit mir?«

Situation: Eine Bewohnerin lag im Sterben und schlief sehr unruhig. Ihre Mitbewohnerin rief mich vom Flur aus, sie wollte ein »Vater unser« sprechen und fragte, ob ich mitbeten würde. Dazu muss ich sagen, dass ich persönlich nicht religiös bin.

Ergebnis: Ich habe mir eine Bibel aus der Kapelle geholt und wir haben gemeinsam zwei Gebete für sie gesprochen. Es war eine unheimliche Atmosphäre, da Kerzen brannten und das Licht vom Flur sehr schwach war. Schließlich schlief sie zu meiner Überraschung ruhiger weiter. Zum Abschluss trat meine Kollegin ins Zimmer und fragte, was ich »so lange« hier mache. Meine Antwort mit der Bibel in der Hand »Eine Kurzmesse halten«.

Merke! Das hat mich sehr berührt. Obgleich ich nicht religiös bin, respektiere ich den Wunsch der Bewohnerin und freue mich, wenn es ihr damit besser geht. Es geht nicht darum, zu konvertieren, sondern einige letzte Wünsche von Sterbenden zu erfüllen. Trenne zwischen beruflich und privat an dieser Stelle.

»Was soll ich tun?«

Situation: Eine Bewohnerin lag im Sterben. Ich war sehr unschlüssig, ob ich den Arzt bzw. Krankenwagen noch rufen sollte. Einerseits aus Angst vor dem Vorwurf der unterlassenen Hilfeleistung, andererseits hatte ich den intensiven Drang, etwas tun zu müssen. Die beiden Nonnen, die ihr Beistand leisteten, waren mir keine Hilfe.

Ergebnis: In meiner Not rief ich zum Schluss meine Heimleitung an, da alle anderen nicht erreichbar waren. Sie wusste, dass die Bewohnerin nicht mehr ins Krankenhaus wollte und die Angehörigen das unterstützten. Ich solle einen kleinen Gang ums Haus machen.

Merke! Ich fühlte mich nach der Rücksprache etwas besser, trotzdem habe ich erst Jahre später wirklich verstanden, was damals in mir ablief. Das kommt mit der Berufserfahrung.

121

»Leichenwäsche«

Situation: Ein Bewohner war verstorben und wurde von mir und zwei Kollegen, darunter einem Schüler, zurechtgemacht.
Ergebnis: Während der letzten Pflege hob sich der Brustkorb des Bewohners und er atmete deutlich aus, der Kopf bewegte sich leicht. Unser Schüler sprang mehrere Meter aus dem Stand zurück.

 Merke! Nach dem Tod kommt es noch immer zu physiologischen Reaktionen. Denke daran, neue Pflegeschüler darüber zu informieren, setze dieses Wissen nicht voraus.

Das letzte Gespräch

Situation: An einem warmen Sommerabend nach dem Spätdienst sprach ich noch eine ganze Zeit lang mit Herrn K. Dann verabschiedete ich mich und kam zum Frühdienst des Folgetages wieder zur Einrichtung. Die Parkplätze vor dem Altenheim waren von Rettungswagen besetzt und mit hellem Blaulicht geflutet. Schnell folgte ich dem Lärm in die Einrichtung. Im Zimmer von Herrn K. bot sich ein schrecklicher Anblick. Er lag nackt auf dem Boden und in seinem Körper steckten mehrere Spritzen. Die Reanimationsversuche waren erfolglos geblieben.
Ergebnis: Dies war mein erster Toter. Erstes Ausbildungsjahr, 1. Praxiseinsatz nach 7 Wochen Theorie, 3. Tag. Ich war davon sehr geschockt, am Vorabend hatte ich mich noch mit ihm unterhalten. Die Reaktion meiner Anleiterin *»Wenn du das nicht abkannst, bist du hier falsch- außerdem, als Mann weint man nicht!«.* Damit wurde ich zurück in die Pflege geschickt.

 Merke! Gute Kollegen und Anleiter sind rar. Lass dich davon nicht unterkriegen. Mit der Zeit in der Praxis entwickelt sich der Umgang mit belastenden Situationen wie dieser. Auch Männer dürfen und sollen Gefühle zeigen. Kongruenz, also Echtheit, ist wichtig. Wer ein Dauerlächeln aufsetzt (»Stewardessen-Krankheit«) gefährdet langfristig seine eigene (emotionale) Gesundheit. Abschottung bewährt sich ebenfalls nicht, da man im wahrsten Sinne des Wortes »abstumpft«.

8.2.2   Ruhen und Schlafen

»Vermissen Sie einen alten Mann?«

Situation: 22:45 Uhr: Herr K. wurde im Nachtdienst, da er nicht schlafen kann, mit einem Heißgetränk und etwas zum Naschen im Speiseraum in den Sessel transferiert und zugedeckt. 23:20 Uhr: Mein Telefon klingelt und eine Stimme mit türkischem Akzent fragt *»Ey, vermisst du eine alten Mann?«.* Ich fühle mich leicht verschaukelt und verneine. Dann höre ich die Stimme im Hintergrund und stelle erschrocken fest, dass es sich um Herrn K. handelt.
Ergebnis: Circa 15 Min. später hält das Klischee von einer »Gangster-Karre« vor dem Altenheim (Schwarzer BWM, getönte Scheiben, Unterbodenbe-

leuchtung, Hip-Hop Musik), und zwei große, bullige junge Männer steigen aus. Sichtlich aufgelöst. Der Grund hierfür sitzt halbnackt, aber mit einer Tasse des Altenheimes in der Hand, auf der Rückbank. Wir bedanken uns und versorgen Herrn K.

Merke! Die beiden jungen Männer waren irritiert, wie das passieren konnte. Da wir eine offene Einrichtung sind, dürfen wir rechtlich die Leute nicht am Herausgehen und Verlassen hindern, alles andere wäre Freiheitsberaubung! Herr K. hatte sich über den anderen Wohnbereich durch die Terrassentür eins anderen Zimmers »hinausgeschlichen«. Du kannst nicht alles im Blick haben.

»Werbung in der Nacht«

Situation: Während eines Nachtdienstes höre ich laute Geräusche aus einem Zimmer. Auf mein Klopfen erfolgt keine Reaktion, sodass ich die Tür einen Spalt breit öffne, um nach dem Rechten zu sehen. Bei voller Beleuchtung und Lautstärke des Fernsehers flimmert eine Erotikwerbung für homosexuelle Männer über den Bildschirm. Ich schleiche zum Bett der Bewohnerin, nehme die Fernbedienung vom Bauch und will gerade ausschalten, als sie mich plötzlich hellwach anschaut. Sie lächelte und meinte, dass sie wohl eingenickt sei. Ich möchte sie etwas fragen und bin verwundert, dass sie nicht reagiert. Stattdessen starrt sie gebannt auf den Fernseher. *»Herr Pfleger, was machen die da?!«*, fragt sie mich entgeistert und deutet auf den Fernseher.

Ergebnis: Ich überlege, wie lange ich wohl brauche, um vor dem sozialen und sexuellen Hintergrund der Bewohnerin die Frage zu beantworten. Ich verweise freundlich darauf, dass ich nach einer Infusion sehen muss und verlasse schnell das Zimmer.

Merke! Tief in der Nacht, wenn zudem wenig Zeit ist, sollte man sich nicht auf Diskussionen und Gespräche einlassen, die aufgrund ihrer Art und Weise viel Zeit in Anspruch nehmen würden.

8.2.3 Die eigene Vergangenheit, Gegenwart und Zukunft?

Ich habe damals, vor Beginn der eigentlichen Altenpflegeausbildung, ein selbst gesuchtes Praktikum in einer Pflegeeinrichtung für Härtefälle und Pflegestufe drei absolviert. Ich wollte den Beruf »richtig« kennen lernen und dachte, wenn ich hiermit klarkam, dann war ich in diesem Berufsfeld richtig. An einem Mittwochmorgen, gegen 06:45 Uhr, stieg ich aus meinem Auto und ging auf das große Eingangsportal der Einrichtung zu. Obwohl früh, kühl und wenig hell, waren es bereits 17 Grad. Die folgenden Stunden bis 13 Uhr waren von sehr vielen Dingen geprägt. Eine Vielzahl neuer Gerüche, Menschen, Geräusche und Verhaltensweisen, die ich bis dato nicht kannte oder von denen ich eine falsche Vorstellung hatte. Weinende, schlagende, lachende, dankbare (alte) Menschen, schwarzer Humor von allen Altersgruppen. Stärken und erhaltene Fähigkeiten, körperliche und geistige

123

Schwächen. Pflegebedürftigkeit. Krankheitsbilder. Toilettengänge. Essen als Wurfgeschosse. Dankbare und undankbare Bewohner, aber auch engagierte und ausgebrannte Pflegekräfte.

Zu dieser Vielzahl an Eindrücken kam dann dies: Gegen 13 Uhr hatte ich »Feierabend« und wurde gefragt, ob ich am Folgetag wiederkommen möchte. Ich nickte und verließ dann die Einrichtung. Beim Heraustreten fühlte ich mich im wahrsten Sinne des Wortes wie neu geboren. Die Sonne schien mir warm mit ca. 20 Grad auf die Haut, Kinder lachten in der Nähe, Sommer lag in der Luft, aus einem Auto dröhnte Musik. Kurz: Ich hatte das Gefühl, wieder im Leben zu sein. Ich verließ in einem Halbkreis das Gelände der Einrichtung und schaute zurück. »*Die sind noch da drinnen, haben ihr festes Programm und ich kann jetzt tun, was ich möchte*«.

Ein neues Gefühl der Dankbarkeit stellte sich hier ein, welches bis heute anhält. Vorwiegend für eine Vielzahl vermeintlicher Kleinigkeiten und Selbstverständlichkeiten. Ohne Hilfe, wann man möchte, aufstehen? Eine Toilette benutzen? Während der Ausbildung kam ich nach einer Nachtwache nach Hause, ein Wagen hielt plötzlich neben mir. Bekannte aus dem Dorf fragten mich, »*(…) wo ich denn Party gemacht hätte, man habe mich gar nicht gesehen*«. Meine Antwort wurde irritiert angenommen und übersetzt. »*Dann konntest du gar nicht Party machen?*«. Abschließend ließ eines der Mädchen verlauten, am Sonntag schon um 7 Uhr in der Backfiliale sein zu müssen (Ferienjob). Ich behaupte einfach mal, rund 80 % derer, die im Altenheim sind, würden sehr viel dafür geben, noch einmal jung und fit sonntags Brötchen verkaufen zu dürfen, Geld zu verdienen und das Leben zu genießen. Schade, dass meinen Bekannten, aber auch vielen anderen Menschen diese Sicht nicht nähergebracht wird, oder abgelehnt wird.

Alt werden wollen zwar viele, aber alt sein? Mich beschäftigt folgende Szene, die sich schon sehr, sehr oft ereignet hat. Nach der Pflege bzw. Lagerung verabschiede ich mich vom Bewohner und, so meine Angewohnheit, ich drehe mich in der Tür noch einmal zum Bett hin. Nicke der Person zu, schaue kurz in die Augen. Dann gehe ich durch die Tür hindurch und schließe sie. Auf der anderen Seite sieht die Person, nachdem der Blickkontakt abgeschlossen ist, meinen Rücken und dann die Tür. Hört mich weggehen. Und schaut auf die geschlossene Tür. Ich hingegen habe Feierabend oder komme anderen Pflichten nach. Irgendwann vielleicht werde ich diesen Platz und diese Rolle einnehmen. Bis dahin will ich viel erleben, erzählen können, das Leben spüren und genießen. Vielleicht werde ich auch gar nicht so alt, oder kann bis zum Tod in meinen eigenen vier Wänden, relativ fit, bleiben. Das wird die Zukunft zeigen.

Aufgaben:

1. Markieren Sie relevante Aussagen/Schlüsselbegriffe im obigen Text.
2. Tauschen Sie sich darüber aus: *Was sind Ihre Gedanken hierzu?*

8.2.4 Abschied nehmen – zu spät

Es begab sich, dass ich eine gute alte Freundin (83 Jahre) im Krankenhaus besuchen wollte. Als Dialysepatientin war sie zwangsweise alle drei Tage für einige Stunden dort. Zu meiner eigenen Überraschung hatte ich die Tage durcheinander gekriegt, doch die diensthabende Schwester teilte mir mit, dass sie in Zimmer 12 lag, allerdings auf der Nachbarstation. Davon überrascht begab ich mich dorthin. Es stellte sich heraus, dass sie eine PAVK (periphere arterielle Verschlusskrankheit) als Diagnose erhalten hatte, was gemessen an ihrer Raucherbiografie keine Überraschung war. Es war noch nicht sicher, wieviel sie bei der OP einbüßen würde, zwischen einem Zeh und einem Oberschenkel war alles drin. Bis heute wundere ich mich, weshalb weder sie noch das Altenheim, in dem sie wohnte, Bescheid gegeben hatte. Nun denn, ich besuchte sie daraufhin noch einmal kurz vor der OP. Wir sprachen über ihre Entlassung im Anschluss und dass wir im Sommer wieder gemeinsam grillen und Erdbeerbowle trinken wollten. Zur Stärkung hatte ich ihr Erdbeeren mitgebracht, die sie mit Appetit zu sich nahm. Dazu kam eine selbst gestaltete DIN-A4-Genesungskarte, die ich ihr an der gegenüberliegenden Wand befestigte. Sie zeigte Fotos von uns vom vergangenen Sommer. Für alle Fälle hatte ich im Krankenhaus meine Nummer hinterlassen, da ihre leiblichen Angehörigen wenig zuverlässig und noch weniger interessiert an ihrem Wohlergehen waren. Einen Tag nach der OP erhielt ich die Info, dass sie die OP gut überstanden habe und sich auf die Entlassung am Ende der Woche freue.

Zwei Tage später erhielt ich erneut einen Anruf. Man teilte mir mit, dass sie die Belastung durch die Dialyse vor ihrer geplanten Entlassung nicht überstanden habe. Ich eilte zur Klinik und ließ mir die genauen Umstände erklären. Die Ärzte und Pflegekräfte waren selbst sehr überrascht davon, und waren sehr freundlich. Sobald Emotionen im privaten Bereich eine Rolle spielen, nutzen einem die dienstlich erworbenen Fähigkeiten in Bezug zu professioneller Distanz recht wenig. Als ich zum Abschied nehmen im Zimmer war, wirkte sie tatsächlich sehr friedlich. In meiner Fassungslosigkeit über ihren plötzlichen Tod prüfte ich noch einmal Atmung und Puls. Beides natürlich negativ, aber es diente eher der persönlichen Realitätsprüfung. Nach einer Weile bedankte ich mich und verließ das Krankenhaus. Ich machte mir kurz darauf Vorwürfe. Geplant hatte ich meinen nächsten Besuch, auch aus Organisations- und Zeitgründen, für den Tag ihrer Entlassung. Ich war also gut einen Tag »zu spät« gewesen. Hätte ich gewusst oder geahnt, was passieren würde, hätte ich meinen beruflichen Terminplan sofort geändert. Doch im Vorfeld war dies nicht abzusehen gewesen. Und hinterher ist man immer klüger. Die Selbstvorwürfe sind Teil des Trauerprozesses, es wird nach einer Sinn- und/oder Schuldfrage gesucht. Stattdessen ist es klüger, wenn auch weitaus schwieriger, die Trauer einfach zuzulassen. Nicht an das zu denken, was man alles »*hätte machen können, wenn man gewusst hätte*«, sondern sich die Dinge in Erinnerung zu rufen, die man gemacht hat, machen konnte. In meinem Beispiel, gerade das ich sie noch besucht habe, ihr Gesellschaft und Beistand leisten konnte. Die

125

selbstgemachte Karte überreichen konnte, die Erdbeeren, der Anruf nach der OP. Was lässt sich hieraus ableiten für zukünftige Pflegekräfte, beruflich wie privat? Zum einen, dass der Tod mitunter plötzlich in das Leben treten und jemanden herausnehmen kann, zum anderen, dass man nichts »aufschieben« sollte. Häufig neigt man dazu, im Streit oder im Bösen auseinander zu gehen, innerlich denkt man dann, dass man sich ja die Tage mal versöhnen könne. Vielleicht ist es dann aber zu spät. Auch tragische Unfälle sind nicht geplant, aber hinterlassen ein banges Gefühl. Das »*hätte ich mal* …«.

Aufgaben:

1. Markieren Sie relevante Aussagen/Schlüsselbegriffe im obigen Text.
2. Tauschen Sie sich darüber aus: *Was sind Ihre Gedanken hierzu?*

8.2.5　Die schwarze Flut

Prolog: *Ich schaue nach vorne. Dämmriges Licht taucht den Flur vor mir in monotones Grau. Boden und Wände unterscheiden sich nur durch ihre Lage voneinander. Ich wage nicht stehen zu bleiben. Sie ist diesmal noch dichter hinter mir, ich spüre ihre Kälte in meinem Rücken. Renne erschöpft durch die Öffnung vor mir und schlage die silberne Tür hinter mir zu. Das Schloss rastet ein. Automatisch. Das macht es immer. Wieder ein ewiger Moment bedrohlicher Stille. Dann klatscht, donnert, brandet sie auf der dünnen, anderen Seite der Tür dagegen. Wütend? Hungrig? Sehnsüchtig? Ich lächle gezwungen. Wieder eine kurze Pause gewonnen. Zum Verschnaufen. Zum Orientieren. Zum Weiterfliehen. Die schwarze, gallertartige Masse klatscht erneut hinter mir gegen die Tür.*

Das letzte Fenster

Ich weiß nicht, was sie ist. Oder wo ich bin. Die Frage nach dem »Ich« tut mir sehr weh. Fast, als hätte diese schwarze Substanz mir das Wissen darüber ausgesogen. Irgendwann in der Vergangenheit, als ich das erste Mal auf sie traf und ihre räuberische Natur zu spät erkannte. Aber nur fast. Seitdem fliehe ich. Doch wie lange ich eigentlich schon in diesem Geflecht, diesem Netz aus Gängen bin, die alle gleich aussehen, oder wohin, kann ich nicht sagen. Überall, aber ungleich verteilt sind Türen. Viele verschlossen, andere wenige angelehnt. Und noch seltener stehen einige einladend weit offen. Ein Großteil der Räume ist so eintönig grau wie die Flure, an die sie grenzen. Leer. Manchmal scheinen sich einzelne Bereiche für einen Wimpernschlag kurz farbig aufzuhellen, um dann wieder ihr graues Antlitz anzunehmen. Außer bei den silbernen Türen. Sie stehen offen, nur angelehnt. Zumindest hatte ich bisher Glück, immer eine offene vorzufinden. Sie sind etwas Besonderes in dieser verzerrten Welt. Diese Räume dahinter haben Fenster, sie sind mein einziger Lichtblick. Dahinter ist Leben. Wärme. Sonne. Andere Menschen. Sie bemerken mich jedoch nicht, oder ignorieren mich schlicht. Einschlagen kann ich die Fenster nicht, ich habe es bei Gott etliche Male probiert. Aber es zieht die Schwärze förmlich an, wenn ich es versuche. Sie lernt scheinbar dazu. Jagd mich von Mal zu Mal gerissener. Vielleicht bilde ich es mir auch nur ein und falle allmählich dem Wahnsinn anheim. Ich personifiziere Dunkelheit und gebe ihr Charaktereigenschaften. Diesmal ist es anders. Der Wettlauf scheint dem Ende zuzugehen. Dieser Raum hat ein Fenster, aber nur eine Tür. Die ich zugeschlagen habe. Dahinter frisst sich die Dunkelheit langsam durch die silberne Tür. Wie lange ich schon in diesem kleinen Raum sitze, vermag ich nicht zu sagen. Ein altes, aber sehr gepflegtes Badezimmer. Es kommt mir vertraut vor. Blaue Fliesen.

An die Tür der Dusche gelehnt starre ich aus dem Fenster in tiefes Schwarz. Ist die Welt dahinter verschwunden? Oder beobachtet die schwarze Leere mich? Gehört sie zur gierig schlürfenden Dunkelheit hinter der Tür? Manchmal, so scheint es mir, rüttelt die Schwärze am Fenster. Dann lasse ich die Rollläden runter. Oder war das Wind? Aber Wind ohne … naja, wo sollte er herkommen? In mutigen Phasen, die schon lange zurückzuliegen scheinen, habe ich mit einer schwachen Taschenlampe hineingeleuchtet in die schwarze Leere. Da war nichts, was das Licht hätte reflektieren können. Und die Tür, seitlich hinter mir, war fest verschlossen. Und trotz ihres Alters stabil. Dahinter fraß und kratzte und schmatzte sich mein Tod gemächlich zu mir durch. Rüttelt und zerrt auch wieder am Fenster. Keine Hände, kein Wind. Nur das Rütteln am Fenster. Ich kenne das, doch etwas ist anders diesmal. Sie scheint wie ein schwacher Nebel durch das Fenster zu sickern. Ich springe auf, will den Rollladen herunterlassen. Er klemmt. Ich habe Angst und weiß, dass es nun zu Ende geht. Die Leere kommt näher. Ich will nicht von ihr verschlungen werden und schalte die Taschenlampe ein. Richte sie auf das Fenster, die schwarze Wand, die näherkommt. Trotzdem spüre ich Erleichterung. Bald kein Wegrennen mehr, keine Angst. Ein weißes, grelles Licht blendet meine Augen. Inmitten der schwarzen Wand schwebt silbern schimmernd ein quadratisches Objekt. Es ist das Badezimmerfenster. Dahinter sehe ich einen grünen Vorgarten, eine Straße. Ein Haus. Kinder spielen dort. Ich beobachte sie. Die Kinder scheinen auf mich zu reagieren und winken. Ein weiterer greller Blitz folgt. Ich weiß, was ich sehe, doch ergeben die Bilder, Stimmen und Worte für mich immer weniger Sinn. Ausbildungsabschluss. Freundin …Geburtstag … Mama und Papa, Auto. Ich bin nicht allein, sehe aber plötzlich nichts mehr. Jemand küsst mich. Dann bin ich wieder in dem Badezimmer, die gallertartige Schwärze von Fenster und Tür haben sich vereint und reichen mir bis zum Hals. Es ist kalt und warm zugleich. Angst und Fröhlichkeit wechseln sich ab. Dann sehe ich wieder durch das Fenster. Das Badezimmer löst sich auf, ich liege in einem Bett. Kann nur beobachten.

Und ich werde beobachtet. Menschen sind da, sie wirken traurig. Schauen mich an. Ich verstehe ihre Worte nicht, obwohl sie mir so bekannt vorkommen, als wäre ich nur einen dünnen Schleier davon entfernt, die Bedeutung dahinter zu wissen. Dann ist es finster. Kein Fenster mehr. Kein Bett, kein Badezimmer. Keine Taschenlampe. Wieder seltsame Worte, keine Bedeutung. Zumindest nicht mehr für mich erkennbar. Ein lustiger, klarer Satz, den ich höre, aber nicht verstehe. Ein letzter Gruß aus der schwarzen Leere.

Ein Mann spricht: »*Das demenzielle Syndrom hat das Gehirn weitgehend lahmgelegt. Die experimentelle Therapie hat kurzfristig auf Bewusstsein und Kommunikation zwischen den Gehirnarealen reaktivierenden Einfluss ausgeübt. Die Auswertung wird dem angestrebten Therapieziel langfristig sicher förderlich sein. Wir schalten nun die Maschinen ab, wie es in der Patientenverfügung gewünscht ist, und führen den Versuch damit zu seinem …*«
Ende   Daniel Büter, 2015

Was genau geschieht bei einer Demenz? Es gibt viele Umschreibungen und symbolhafte Darstellungen hierzu. Ein immer dichter werdender Nebel, eine Bibliothek, deren Regale Erinnerungen darstellen und immer weniger Bücher enthalten, eine Zeitreise Schritt für Schritt in die Vergangenheit. Äußere Gegenwart und innere zeitliche Verortung zu Zeit und Raum gehen hierbei immer weiter auseinander. »*Die schwarze Flut*« skizziert den Krankheitsverlauf als die Flucht vor einer dunklen, allesverschlingenden Masse in einem Labyrinth.

Aufgaben:

1. Wie haben Sie bisher Kontakte zu Menschen mit Demenz erlebt, wie haben Sie sich gefühlt?
2. Lassen Sie die Geschichte auf sich wirken und notieren Sie stichpunktartig Ihre Gedanken!
3. Welche biologisch-pathologischen Hintergründe erkennen Sie?
4. Wie stellen Sie sich eine »Demenz« vor? Seien Sie kreativ und formulieren Sie eine eigene Version!

8.3 Klausurvorlagen/Tests

8.3.1 »Dämmerlicht«

Datum _____   Name/Vorname_____
Klasse _____   Lehrkraft _____

Handlungssituation: Maren (22) ist Nachtwache und eine gute Kollegin, Sie treffen sich heute am freien Tag auf einen Kaffee. Sie erzählt:
    »*Vorletzte Nacht gegen 5:30 Uhr ist die Frau Hagen verstorben, dass wusstet du, glaube ich, noch nicht, oder? Ich werde sie vermissen, aber aus meiner Sicht war es überfällig. Die arme Frau war so oft im Krankenhaus die letzten Wochen, furchtbar. Ich glaube, im Krankenhaus nennen sie das »Drehtür-Patient«. Viel mitgekriegt hat sie auch nicht mehr. Weißt du, ich muss mir das mal von der Seele reden. Ich war drauf und dran, den Rettungswagen zu holen, aber Frau Hagen hat meine Hand festgehalten und nur mit dem Kopf geschüttelt. Da habe ich nicht*

angerufen. *Ich weiß, dass Sie da nicht mehr hinwollte! Aber ob das richtig war? Und, naja, Sie hat doch keine Familie mehr und das Heim wirft alles, was sie nicht gebrauchen können, in den Müll. Da hab ich eines ihrer alten Schulbücher, das im Schrank lag, mitgenommen. Ich dachte, bevor es weggeworfen wird? Und als Ausstellungsobjekt erinnert es ja noch ein wenig an die Frau Hagen, was meinst du? Ein Schulbuch von 1955, in Sütterlin geschrieben, nicht, dass ich viel davon entziffern kann. Was die Frau in ihren 90 Jahren alles gesehen und gehört hat. Ich wünschte, ich hätte länger an ihrem Bett sitzen können, aber Frau Garwels musste wieder sturmklingeln, weil sie ihr Wasser nicht aufbekam ... Manchmal denke ich, wir setzen die falschen Prioritäten. Vor der Übergabe bin ich nochmal zu ihr ins Zimmer und habe mich verabschiedet. Das war ein seltsames Gefühl, die rote, langsam aufsteigende Sonne, die durch die Lamellen ins Zimmer fiel. Auf den leblosen Körper, der so friedlich dalag. Diese Ruhe, nur das Atemgerät von gegenüber war zu hören und das Blubbern vom Wasserspender im Flur. Unsere Lehrerinnen haben damals gesagt, wer weint, hat in der Pflege nichts zu suchen. Außer mir war niemand bei ihr, und das auch nur kurz. In jedem der 120 Zimmer im Heim liegt ein Leben, getrennt voneinander, wie im Regal. Ob ich auch mal so die Welt verlasse?«.* Maren fängt an zu weinen.

Zu bearbeitende Fragestellungen:

1) Beschreiben Sie Ihren Eindruck von Maren.
   (___/4 P.)
2) Bewerten Sie den Satz: »*Wer weint, hat in der Pflege nichts verloren!*«
   (___/4 P.)
3) Bewerten Sie die Mitnahme des alten Schulbuches.
   (___/4 P.)
4) Welchen Rat würden Sie Maren geben, um mit der Situation umzugehen?
   (___/6 P.)
5) Wie bewerten Sie die Entscheidung, den Rettungswagen nicht zu rufen, aus rechtlicher und aus ethischer Sicht?
   (___/ 6 P.)

Maximale Punkte:	Davon erreicht:	Note:	HZ Lehrkraft
24	____ (In %_____)		

Möglicher Erwartungshorizont

1. Beschreiben Sie Ihren Eindruck von Maren.
   - Sie macht einen emotional erschöpften, traurigen Eindruck, der durch die Umstellung zwischen Tag- und Nachtrhythmus noch verstärkt wird. Sie grübelt und philosophiert über Leben und Tod und macht sich Vorwürfe, nicht länger am Bett Sterbebegleitung durchgeführt zu haben. Es belastet sie, dass Frau Hagen allein verstorben ist.

2. Bewerten Sie den Satz: »Wer weint, hat in der Pflege nichts verloren!«
   - Der Satz ist Unsinn und schlicht falsch, da Emotionen zum Beruf dazugehören und sich nicht abschalten lassen. Es ist immer ein schwieriger Balanceakt zwischen (professioneller) Nähe und Distanz. Eine Verdrängung kann zum Cool-Out oder Burn-Out führen.
3. Bewerten Sie die Mitnahme des alten Schulbuches.
   - Schwierig. Einerseits kann man es als Diebstahl auslegen, andererseits ist die Begründung nachvollziehbar. Besser wäre es gewesen, Frau Hagen zu Lebzeiten zu fragen, oder im Anschluss den offiziellen Weg über das Heim zu gehen, damit es offiziell abgesegnet ist.
4. Welchen Rat würden Sie Maren geben, um mit der Situation umzugehen?
   - Auch hier gibt es kein richtig oder falsch. Dass sie mit einer Freundin, Kollegin über ihre Gefühle spricht, ist ein erster guter Schritt. Psychologische Unterstützung, mehr freie Zeiten zur Regeneration wären ebenfalls denkbare Möglichkeiten. Falls Maren religiös ist, kann ein Gespräch mit einem Seelsorger helfen. Gerade als Pflegekraft setzt man sich mit Leben und Tod, vor allem dem eigenen, auseinander.
5. Wie bewerten Sie die Entscheidung, den Rettungswagen nicht zu rufen, aus rechtlicher und aus ethischer Sicht?
   - Rechtlich: Es kann unterlassene Hilfeleistung sein.
   - Ethisch: Sie hat kommuniziert, dass Sie das nicht will. Es ist also eine freie Meinungsentscheidung (Autonomie) und daher zu akzeptieren, auch wenn es vielleicht schwerfällt.

8.4 Checkliste/Verweise

8.4.1 »Geriatrische« Medienempfehlungen

Diese Auflistung hat keinen Anspruch auf Vollständigkeit. Weiterhin genannt seien als sehenswerte Künstler und Künstlerinnen: Herbert Knebel, er berichtet von seinem Leben als Rentner und den Alltäglichkeiten, die ihm darin begegnen und ihn immer wieder in Erstaunen versetzen. Seine Geschichten zeichnen sich durch Wortwitz und Situationskomik aus, bedingt durch Ruhrpott-Dialekt und intergenerationale Unterschiede. Sybille Bullatschek, alias unter bürgerlichem Namen Ramona Schukraft, ist eine deutsche Comedy-Darstellerin, Kabarettistin und Autorin. Als Pflegerin Sybille Bullatschek erzählt sie Heiteres und Nachdenkliches aus dem Pflegealltag. Nachfolgend eine Auswahlübersicht von Filmen mit Alters- bzw. Ausbildungsbezug.

Titel – Jahr – FSK – Länge	Kurzbeschreibung
Sein letztes Rennen *2013 – 6 – 114 Min.*	Der (fiktive) Marathon-Olympiasieger Paul Averhoff, der im hohen Alter durch erneutes Lauftraining und Teilnahme am Berlin-Marathon der Eintönigkeit seines Daseins zu entkommen versucht. # *Biografie, Aktivierung, Ziele/Motivation*
Last Vegas *2013 – 0 – 105 Min.*	Vier Senioren feiern den Junggesellenabschied ihres Freundes in Las Vegas. Dabei treffen Alt und Jung aufeinander, alte Rivalitäten und ungelebte Träume kommen hervor. # *Komödie, Unterhaltung*
Jackass – Bad Grandpa *2013 – 12 – 92 Min.*	86-jähriger Rentner Irving Zisman hat die Aufgabe, seinen Enkel Billy zu dessen Vater zu bringen. Dabei muss Zisman seinen Enkel quer durch die Vereinigten Staaten bringen, wobei sie unter anderem Ladenraub begehen, uneingeladen auf einer Hochzeit auftauchen, auf der Beerdigung von Zismans Frau ihr Unwesen treiben (…) # *Komödie, albern, schwarzer Humor*
Loriot – Papa Ante Portas *1991 – 0 – 84 Min.*	Heinrich Lohse, Einkaufsdirektor bei der »Deutschen Röhren AG«, wird im Alter von 59 Jahren nach einem absurden Vorratskauf fristlos in den Vorruhestand versetzt. Dass seine Frau Renate sich nun überraschend auch tagsüber mit ihm befassen muss, stellt ihr Leben vollkommen auf den Kopf – zumal er darauf besteht, sich gleich im Haushalt nützlich zu machen. Er ist jedoch so ungeschickt und hilflos im alltäglichen Leben außerhalb seines Büros, dass er nur Chaos anrichtet. (…). # *Alt werden, Ruhestand, Komödie, Rollenveränderung im Leben*
Paulette *2012 – 12 – 84 Min.*	Seniorin bessert ihr Einkommen mit dem Verkauf von Haschkeksen auf und verstrickt sich in immer größer werdende Probleme. # *Krimikomödie, Altersarmut, Interkulturelle Aspekte*
Robot & Frank: zwei diebische Komplizen *2012 – 0 – 84 Min.*	Frank war früher einer der bekanntesten Juwelendiebe der USA. Nun ist er gealtert und zu einem schusseligen Eigenbrötler geworden. Der Film spielt »in einer nahen Zukunft«. Eines Tages bringt deshalb Sohn Hunter seinem Vater den Pflegeroboter VGC-60L mit, was Franks Alltag durcheinanderbringt. Er programmiert den Roboter zum Komplizen um. # *Biographiearbeit, Assistenzsysteme in der Pflege, Komödie*
Das kleine Arschloch und der alte Sack: Sterben ist Scheiße *2006 – 12 – 79 Min.*	Zeichentrickfilm nach den Comics von Walter Moers. Der Großvater des kleinen Arschlochs, fällt bei Frau Mövenpicks Beerdigung in einen Sarg, wird lebendig begraben und fährt prompt zur Hölle. Das kleine Arschloch will ihn zurückholen, doch der Großvater hat sich bereits eingelebt. # *Derber Humor*

Titel – Jahr – FSK – Länge	Kurzbeschreibung
Wie beim ersten Mal *2012 – 6 – 100 Min.*	Ein in die Jahre gekommenes Ehepaar beginnt eine Ehetherapie, da sie sich auseinandergelebt haben. # Altwerden, Routine, Gewohnheit, Veränderung, Liebeskomödie
Und wenn wir alle zusammenziehen? *2011 – 6 – 96 Min.*	Über fünf Menschen, die in Freundschaft verbunden gealtert sind und schließlich zusammenziehen. WG-Leben wird dokumentiert. Das Haus wird u. a. aufgrund von Alberts fortschreitender Demenz völlig unter Wasser gesetzt, die vierzig Jahre zurückliegenden Affären von Claude mit Annie und mit Jeanne kommen ans Licht. (…). *# Demenz, Senioren-WG, Krankheit, Alter*
Grasgeflüster *2000 – 6 – 93 Min.*	Verarmte Witwe baut Drogen an, um ihre Schulden zu bezahlen. Chaos kommt auf. Ein Vertreter der Bank wartet auf sie, auch die feine Damengesellschaft und die Polizei stehen kurz davor, ihre kriminellen Machenschaften zu entdecken. Schnell versucht sie mit Matthew all den Hanf zu vernichten. Dabei kommt es zu einem Feuer und alle Anwesenden inhalieren den Marihuanarauch, sodass sie high werden. (…) # Unterhaltung, Drogenkonsum
Herbstgold: Kopfstand statt Ruhestand *2010 – 0 – 94 Min.*	Der Film erzählt die lebensbejahende Geschichte von fünf alten Menschen aus ganz Europa, die als gemeinsames Ziel die Leichtathletik-Weltmeisterschaften der Senioren im finnischen Lahti verbindet. Die größte Herausforderung ist ihr hohes Alter. Die potenziellen Weltmeister waren zwischen 80 und 100 Jahre alt. *# Deutscher Dokumentarfilm, Alt sein, jung bleiben*
Dienstags bei Morrie: die Lehre eines Lebens *1999 – 12 – 89 Min.*	Nach dem Buch von Mitch Albom. Buch und Film beschreiben die reale Beziehung zwischen dem Journalisten Mitch Albom und dem todkranken Soziologieprofessor Morrie Schwartz. *# Sterbebegleitung, Tod, Freundschaft*
Dinosaurier – Gegen uns seht ihr alt aus! die neue Komödie *2009 – 6 -101 Min.*	Filmkomödie über die Machenschaften einer Bank und einer Gruppe Senioren, die trickreich und mithilfe eines Dinosaurierknochens den Verkauf ihrer Häuser verhindern. # Unterhaltung
Die fünf Menschen, die Dir im Himmel begegnen *2010 – 12 – 154 Min.*	Schausteller Eddie ist tot und gen Himmel aufgefahren. Jetzt erfährt er die Hintergründe über so manches Rätsel und Missverständnis in der Vergangenheit, er muss fünf Personen treffen, deren Leben er beeinflusst hat bzw., die ihn beeinflusst haben. # Biografie, soziale Kontexte, Lebenslauf
Miss Daisy und ihr Chauffeur *1989 – 12 – 99 Min.*	Über die Beziehung zwischen der schlagfertigen Miss Daisy und dem farbigen, ruhigen und weisen Fahrer Hoke. Mit der Zeit entwickelt sich aus der anfänglichen Antipathie eine auf Toleranz und

Titel – Jahr – FSK – Länge	Kurzbeschreibung
	Verständnis basierende tiefe Freundschaft. Die ehemalige Lehrerin bringt dem Analphabeten Hoke das Lesen bei, während sie durch ihn Einblick in die Unterdrückung der schwarzen Bevölkerung erhält. # *Soziale Unterschiede, Zeitdokument, interkulturelle Kompetenzen*
Wolke 9 *2008 – 12 – 99 Min.*	Inge geht auf die 70 zu und ist seit dreißig Jahren mit dem älteren Werner verheiratet. Die Ehe verläuft routiniert, ist aber noch intakt. Die beiden haben Sex miteinander und sind bis dato glücklich. Sie ist Änderungsschneiderin und er ist pensionierter Lehrer, der sich die »Eisenbahn« zum Hobby gemacht hat. Als Inge für den noch älteren Karl (76) eine Hose ändert, beginnt sie eine Affäre mit ihm. # *Sexualität im Alter*
Sterben für Anfänger *2007 – 6 – 91 Min.*	Die Trauerfeier für Daniels Vater beginnt unter schlechten Vorzeichen. Die Bestatter bahren zunächst einen falschen Leichnam auf. Nachdem der richtige Tote im Haus ist, zeichnen sich weitere Komplikationen ab (…). # *Britische Komödie, schwarzer Humor, Tod, Sterben, Trauer, offene Rechnungen*
Kirschblüten – Hanami *2008 – 12 – 121 Min.*	Die Geschichte des unheilbar erkrankten Rudi, der nach dem unerwarteten Tod seiner Frau Trudi nach Japan reist, um vor Ort deren versäumtes Leben nachzuholen. # *Interkulturell, berührend, Lebensverlauf*
Das Beste kommt zum Schluss *2007 – 0 – 93 Min.*	Der ungläubige, amoralische weiße Klinikbesitzer und Milliardär Edward Cole und der hochgebildete schwarze Automechaniker Carter Chambers sind beide an Krebs erkrankt. Cole war viermal verheiratet und hat eine Tochter. Chambers wollte einst Geschichtsprofessor werden, doch die finanziellen Umstände aufgrund der plötzlichen Schwangerschaft seiner späteren Ehefrau zwangen ihn zur Änderung seines Berufsziels. Beide Männer liegen im selben Zimmer in einem Krankenhaus, welches Cole gehört. Beide müssen verschiedene Krebsbehandlungen über sich ergehen lassen (Operationen und Chemotherapie) und freunden sich aufgrund ihres Schicksals trotz ihrer Gegensätze an. Dann erfahren beide, dass sie nur noch sechs bis zwölf Monate zu leben haben. Chambers beginnt eine Liste der Dinge zu erstellen, die er in seinem Leben noch tun will, bevor er den Löffel abgibt (die sogenannte »Löffelliste«). # *Tod, Bucket-List, Sterbebegleitung*
Honig im Kopf *2014 – 6 – 139 Min.*	Der ehemalige Tierarzt Amandus Rosenbach leidet zunehmend unter Alzheimer. Schnell kommt es wegen Amandus' geistigem Zustand zu mehreren kritischen Situationen; u. a. will er einen Kuchen backen und

133

Titel – Jahr – FSK – Länge	Kurzbeschreibung
	verursacht dabei beinahe einen Küchenbrand, Als Amandus' geistiger und motorischer Verfall immer weiter voranschreitet und das Sommerfest von Niko und Sarah in einem Fiasko endet, sieht sich Niko gezwungen, ihn in eine betreuende Einrichtung zu geben, was Nicos elfjährige Tochter Tilda allerdings nicht hinnehmen will. Und so begibt sie sich mit ihrem Großvater auf eine Reise nach Venedig. *# Demenz, Komödie, berührend*
Harold und Maude *1971 – 12 – 91 Min.*	Der etwa 20-jährige Harold lebt mit seiner Mutter in einer Villa in Kalifornien. Er hat eine distanzierte Beziehung zu der Mutter, die oberflächlich ist und fast nur auf gesellschaftliche Etikette achtet. Er versucht immer wieder, durch realistisch inszenierte Schein-Suizide ihre Aufmerksamkeit und Zuneigung zu erlangen. Er ist vom Tod fasziniert, was sich auch in den fingierten Selbsttötungen ausdrückt. Anfangs fährt er einen gebrauchten, zum Leichenwagen umgerüsteten Cadillac, und später baut er das Geschenk seiner Mutter, einen silbernen Jaguar E-Type, ebenfalls zu einem Leichenwagen um. Bei den Bestattungen begegnet er mehrmals der exzentrisch anmutenden 79-jährigen Maude. Sie freunden sich bald an. Maude ist wie ein Gegenpol zu ihm: unkonventionell, energisch, impulsiv und lebensfroh (…). # Schwarzer Humor, Leben und Tod, alt und jung
Der Hundertjährige, der aus dem Fenster stieg und verschwand *2013 – 12 – 115 Min.*	Als ein Fuchs den geliebten Kater »Molotow« des 99-jährigen Allan Karlsson tötet, bastelt Allan eine Sprengstoff-Falle, mit der er den Fuchs in die Luft jagt. Darauf wird er in ein Altersheim eingewiesen. Eine Stunde vor der offiziellen Feier seines 100. Geburtstags wird es Allan langweilig, er steigt aus dem Fenster und löst ein Busticket zum stillgelegten Bahnhof Byringe, weiter reicht sein Geld nicht. Ein junger Gangster, der dringend aufs Klo muss, nötigt ihn, kurz auf sein Gepäck aufzupassen, einen großen Rollkoffer. Derweil schaltet das Altersheim die Polizei ein. Ein begriffsstutziger Inspektor nimmt Allans Verfolgung auf. # Zeitreise, Biografie, Unterhaltung, schwarzer Humor
Alles steht Kopf 2015 – 0 – 94 Min.	Mit Riley Andersens Geburt wird gleichzeitig ihre Emotionszentrale gestartet. Freude, ihre erste Emotion, betritt das Kontrollzentrum und Riley lächelt ihre Eltern an. Die erste Erinnerungskugel rollt in die Zentrale und wird abgespeichert. Kurz darauf taucht jedoch Kummer auf, woraufhin Riley anfängt zu weinen. Rileys Kindheit prägen fortan fünf anthropomorph dargestellte Basisemotionen: Freude (gelb), Kummer (blau), Angst (lila), Wut (rot) und Ekel (grün). Jede Erinnerungskugel leuchtet in der Farbe, die der zugrundeliegenden Emotion entspricht. Am Ende des Tages befördern sie die Kugeln über eine Rohrpost in das Langzeitgedächtnis. (….)

Titel – Jahr – FSK – Länge	Kurzbeschreibung
	# Gehirn und Gedächtnis, unterhaltsame, facettenreiche Darstellung von Entwicklungsprozessen, Diskussionsgrundlage, Emotionsmanagement
Einer flog über das Kuckucksnest 1975 – 12 – 133 Min.	Der Film spielt in einer geschlossenen psychiatrischen Anstalt und handelt davon, wie ein Neuankömmling die dort herrschende Ordnung in Frage stellt und letztlich aus den Fugen geraten lässt. # Psychiatrie, Unterhaltung, berührend, Machtgefälle, totale Institution
Der Tag, der in der Handtasche verschwand 1999 – 0[1] – 43 Min.	Frau Mauerhoff wird es unheimlich. In eindringlichem Flüsterton berichtet sie, dass etwas Unfassbares vor sich geht. Was sie nicht weiß ist, dass sie ihr Gedächtnis verliert und neuerdings im Heim lebt (…). Dokumentarfilm, Demenz, real

8.4.2 Überblick über Religionen

Bei den Recherchen zu diesem Überblick über die wichtigsten Aspekte jeder Glaubensrichtung wurde mit bestem Wissen, Gewissen und Sorgfalt gearbeitet. Es kann jedoch nicht ausgeschlossen werden, dass Informationen unvollständig sind und daher kann kein Anspruch auf Vollständigkeit der nachfolgenden Übersicht gegeben werden. Religiosität kann nicht nur eine Rolle bei entsprechenden Angeboten spielen, sondern auch für die Pflege (Vorgaben, Rituale, Geschlechter) und Ernährung zu berücksichtigen sein (*vgl. Bundeszentrale für politische Bildung, 2022*).

Katholische und evangelische Lehre (Christentum)	
Gründer/Prophet	Jesus Christus
Gegründet	30 n. Chr.
Buch, Lehre	Bibel, 10 Gebote
Gott, Götter	Gott Dreifaltigkeit: Vater – Sohn – Heiliger Geist
Feiertage/Feste	Ostern, Weihnachten, Pfingsten, Karfreitag, Himmelfahrt
Besonderheiten	Fastenzeit 40 Tage vor Ostern
Ernährung/Sauberkeit	Freitags Fischgerichte
Gotteshaus	Kirche; Kapelle, Dom

---

1 Persönliche Empfehlung: Ab 16

Katholische und evangelische Lehre (Christentum)	
Gebete	Glaubensbekenntnis, Vater unser, der du bist im Himmel Der Herr ist mein Hirte
Symbol	Kreuz, Fisch (»Ischtheis«)
Tod	Jüngstes Gericht, Fegefeuer Glaube an die Auferstehung im Paradies; böse Menschen kommen in die Hölle
Verhältnis zu Nicht-Gläubigen	Heiden, ungläubige [Unfähige und Sünder]
Autoritäten	Papst, Kardinäle, Bischöfe, Pfarrer
Wöchentlicher Feiertag	Sonntag (Kirchgang)
Religiöse Praxis	Gebet, Gottesdienst, Messe, Abendmahl, Gemeindearbeit, Kirchensteuer. Kath: Beichte.
Besondere Orte	Jerusalem

Judentum	
Gründer/Prophet	Moses, Abraham, Isaak, Jakob
Gegründet	1900 v. Chr
Buch, Lehre	Tora-Rolle, Tanach, Talmud
Gott, Götter	Jehova
Feiertage	Schanukea (Chanukka) RoshHaShana (Jahresabschluss) Yom Kippur (Neujahr) Sukkot (Laubhüttenfest, Herbst) Pessach (Auszug aus Ägypten) Schawuot (Erntedank) Sabbat (Freitagabend bis Samstagabend keine Arbeit)
Ernährung	Koscher; milchiges und fleischiges ist streng zu trennen. (räumlich + zeitlich), Tiere schächten, kein Hase, Meeresfrüchte, Schweinefleisch. Hände waschen vor dem Essen. Fastenzeiten (YomKippur und weitere 5 Tage mit traurigem Anlass)
Gotteshaus	Synagoge
Gebete	Schma Israel (tägl.: Höre Israel, JHWH unser Gott ist einzig); Kadosh! Kadosh! Kadosh! (Heilig, heilig, heilig!)

Judentum

Symbol/e	Davidstern Menora (7-armiger Leuchter)
Tod	Himmel und Hölle, Die Toten ruhen bis zum Erscheinen des Messias. Erdbestattung.
Verhältnis zu Nicht-Gläubigen	Zu einem anderen Volk gehörend
Autoritäten	Rabbiner, Kohanim
Wöchentlicher Feiertag	Samstag (Sabbat)
Religiöse Praxis	Speisegesetze (Koschere Kost) 10 Gebote Beschneidung von Jungen
Besondere Orte	Jerusalem

Islam

Gründer/Prophet	Mohammed/Muhammad
Gegründet	~ 630 n. Chr
Anhänger	Sunniten/Schiiten
Buch, Lehre	Koran (Qran) und Hadithe; (Überlieferungen, Zitate und Handlungen des Propheten)
Gott	Allah
Feiertage	Ramadan (Fastenzeit) Opferfest Id al-Fitr (Zuckerfest) Muharram
Besonderheiten	5 Säulen des Islams 5 x täglich Beten, Ramadan, 1x im Leben zur Kaaba Almosen geben, Glaubensbekenntnis Halal = rein, Haram = unrein
Ernährung	Keine toten Tiere, Alkohol oder Schweinefleisch; Tiere schächten, Rituelle Waschungen vor dem Essen mit reinem Wasser (fließend), Essen mit rechts, unreine Hand links.
Gotteshaus	Moschee
Gebete	Allahu Akbar (Gott ist der Allergrößte) Schahāda (Glaubensbekenntnis): »Allah il Allah, we Mohammed rassuhl Allah« (Es gibt keinen Gott außer Gott, und Mohammed ist sein Prophet)
Symbol	Halbmond

Islam	
Tod	Paradies oder Hölle
Verhältnis zu Nicht-Gläubigen	Wird unterschiedlich interpretiert, Tendenz zur Trennung und Abgrenzung
Autoritäten	Mufti, Ulema
Wichtige Tage	Freitag (Gebet in der Moschee)
Religiöse Praxis	Fatwa (religiöse Rechtsgutachten) Erdbestattung bei Tod Scharia (religiöse Rechtsprechung) Glaubensbekenntnis, Gebete tägl. 5, Fasten im Monat *Ramadan (Ausnahmeregelungen bei Krankheit, Reise etc.)* Zakat = Almosensteuer, 1x nach Mekka pilgern (Haddsch)
Besondere Orte	Mekka; Kaaba (Träne des Propheten)

Buddhismus	
Gründer/Prophet	Siddharta Gautama (Buddha)
Gegründet	500 v. Chr.
Buch, Lehre	Dharma, Schriftensammlungen
Gott, Götter	Keine; Selbsterleuchtung des Menschen
Feiertage	Wesak, Beginn der Regenzeit Geburt Buddhas, Fest der Erleuchtung
Besonderheiten	Buddhas Erleuchtung als Beispiel für alle Menschen, eine höhere Ebene erreichen zu können. Achtsamkeit, Mitgefühl, Askese im Vordergrund. Alle Wesen sollen glücklich sein.
Ernährung	Ideal: Mäßigkeit, kein Alkohol Regelmäßige Fastenzeiten (für Mönche: täglich ab 12, andere 2–4 x/Monat)
Gotteshaus	Tempel/Stupa
Gebete	Om mani padme hum (O du Juwel im Lotus).
Symbol	Rad des Lebens, Statue Buddhas
Tod	Nirwana (Auflösung des Ich ins Nichts) bei Erleuchtung, sonst Wiedergeburt
Verhältnis zu Nicht-Gläubigen	Keine Trennung
Autoritäten	Dalai-Lama, hohe Mönche

Buddhismus

Wöchentlicher Feiertag	–
Religiöse Praxis	Sittenregeln, Laiengebote Mönchsgebote, Meditation Hygiene wird auch psychisch verstanden. Badehäuser an Klöstern. Nicht töten, nicht stehlen, keusch leben, nicht lügen, keine Rauschmittel, ab 12 Uhr fasten, nicht an Vergnügungen (Tanz, Musik, Theater) teilnehmen., kein Schmuck/Schminke, nicht in bequemen Betten schlafen, kein Geld annehmen (Mönche). Gebete, Meditation
Besondere Orte	Bodhgaya (Stadt); Mahabodhi (Baum)

Hinduismus

Gründer/Prophet	Shankara
Gegründet	800 n. Chr
Buch, Lehre	Veden (Sammlung von Liedern und Geschichten)
Gott, Götter	Brahma, Shiva, Vishnu, Saraswati (…)
Feiertage	Holi (Frühlingsfest) Kumbh Mela (Krugfest)
Besonderheiten	Viele Gottheiten, Kastenwesen
Ernährung	Ideal: Vegan/vegetarisch, Rinder sind heilig, kein Schwein. Essen mit rechts, unreine Hand links. Lieber Duschen als Baden. Wer am Vortag Fleisch gegessen hat, muss sich Körper und Haare waschen, bevor er den Tempel betritt. Yogis sind stolz, sich nicht zu waschen. Häufige Fastenzeiten
Gotteshaus	Tempel, Klöster
Gebete	Om (Brahman, das Eine, All-Göttliche), Gayatri-Mantra (Sonnenkraft Surya um geistiges Licht bitten)
Symbol/e	OM-Symbol; Kali (Todesgöttin); Elefanten
Tod	Seelenwanderung bis zur Erlösung, Kreislauf des Lebens
Verhältnis zu Nicht-Gläubigen	Man bleibt lieber unter sich
Autoritäten	Brahmanen
Wöchentlicher Feiertag	Freitag, Dienstag
Religiöse Praxis	Kastenwesen, Alter sehr geachtet, kein Fleisch, keine Gewalt. Jede Tat erzeugt Karma. Schlechtes muss man abtragen. Karma-Yoga = Gutes für andere tun,

Hinduismus	
	z. B. Gartenarbeit. Kasten mit vielen Unterteilungen, die Heirat, Beruf etc. festlegen. Paria: Unberührbare. Praxen uneinheitlich. Haus Altar, Blumen, Räucherstäbchen. Sehr viele Rituale und Feste. Alles ist göttlich, heilige Pflanzen/Tiere, Verehrung von Mutter-Natur, wenig Fleischkonsum
Besondere Orte	Ganges (Fluss)

Atheisten – Agnostiker	
Gründer/Prophet	Atheisten glauben nicht an eine göttliche Wesenheit. Für Agnostiker wiederum ist es für ihr tägliches Leben unerheblich, ob es ein göttliches Wesen gibt oder nicht.
Gegründet	
Anhänger	
Buch, Lehre	
Gott, Götter	
Feiertage	
Besonderheiten	
Ernährung	
Gotteshaus	
Gebete	
Symbol	
Tod	
Verhältnis zu Nicht-Gläubigen	
Autoritäten	
Wöchentlicher Feiertag	
Religiöse Praxis	
Besondere Orte	

Kapitel 9: CE 09: Alte Menschen bei der Lebensgestaltung lebensweltorientiert unterstützen

9.1 (Bildungs-) Ziele/Inhalte/Kompetenzen

Auszug aus der Beschreibung der CE 09 (Vgl. BIBB, 2020, S. 157 f).

- Unterstützungspotenzial durch Bezugspersonen und primäre sowie sekundäre soziale Netze in den Blick genommen, lebensweltorientierte Angebote zur Auseinandersetzung mit und Bewältigung von Pflegebedürftigkeit.
- Die Auszubildenden erheben soziale, familiale und biografische Informationen sowie Unterstützungsmöglichkeiten durch Bezugspersonen und soziale Netzwerke bei alten Menschen und identifizieren Ressourcen und Herausforderungen in der Lebens- und Entwicklungsgestaltung (I.5.a).
- Die Auszubildenden entwickeln gemeinsam mit alten Menschen mögliche Angebote zur sozialen und kulturellen Teilhabe und unterstützen.
- Die Auszubildenden berücksichtigen bei der Planung und Gestaltung von Alltagsaktivitäten die Bedürfnisse und Erwartungen, die kulturellen Kontexte sowie die sozialen Lagen und die Entwicklungsphase von alten Menschen (I.5.c).

9.2 Lernsituationen/Diskussionsimpulse

9.2.1 Sich beschäftigen

»Die bunte Serviette oder Auf Geheimmission«

Situation: Frau P. fährt mit ihrem Rollstuhl zum Pflegetresen, und bittet mich um eine Serviette, möglichst bunt. Diesen Wunsch kann ich ihr erfüllen, rätsle aber, was sie damit vorhat, denn sie ist heute bereits den ganzen Vormittag über sehr aktiv und versucht, dass vor uns zu verbergen.
Ergebnis: Zum Ende des Dienstes kommt Frau P. erneut zum Tresen, kurz vor der Übergabe. Sie wartet, bis alle Pflegekräfte da sind, dann reicht sie ein großes, quadratisches Objekt an eine Kollegin. Sie öffnet es verwundert. Der

Inhalt: Eine große Packung »Merci«. Wir bedanken uns und rekapitulieren: Von der Verwaltung hatte sie sich heute Morgen etwas Geld geben lassen. Dann vom Kiosk die Packung »Merci« gekauft und von mir die bunte Serviette erhalten zum Einpacken, damit sie uns eine Freude machen konnte.

 Merke! Was kann ich hierzu noch schreiben? Gibt es ein größeres Lob?

»Klingonische Lieder«

Situation: Samstag, 14:00 Uhr. Die soziale Betreuung sang und musizierte mit den Bewohnern. Als nach Liederwünschen gefragt wurde, äußerte ich aus dem Reflex heraus »Rammstein«. Natürlich im Spaß gemeint, dies war nicht die Musik dieser Zielgruppe. Eine Bewohnerin fragte, ob ich auch Lieder kennen würde.

Ergebnis: Als Fan der Sciencefiction Serie Star Trek waren mir einige klingonische Lieder (eine Kunstsprache) dieser Spezies bekannt. Ich gab den Bewohnern zu verstehen, dass sie bitte im Rhythmus mitklatschen sollten, und sang ein Lied.

 Merke! Die soziale Betreuung war damit überfordert, da alles außer klassischer Musik und vermeintlich »*seniorengrechter Musik*« nicht in ihr Schema passte. Die Bewohner jedoch hatten endlich mal wieder etwas zum Diskutieren, unabhängig, ob positiv oder negativ!

»Halten Sie mich fest!«

Situation: Freitag, 13:00 Uhr, freies Wochenende naht. Ich will mich gerade umziehen, als meine Kolleginnen aus dem Pausen- und Raucherraum dem Schüler (mir) den Auftrag geben, zum klingelnden Herrn M. zu gehen. Sein TV-Gerät hat keinen Empfang. Der Hausmeister hatte frei und ich stellte fest, dass die nachfolgende Schicht technisch wenig versiert war. Ich überprüfte den Fernseher und bemerkte, dass der Antennenstecker außen nicht feststeckte. Herr M. sollte wohl übers Wochenende kein TV haben …

Ergebnis: Er hielt mich an den Füßen fest (wir waren im 1. Stock) und ich tastete mich zum hängenden Kabel vor, packte es und drehte den Anschluss wieder fest. Er bedankte sich sehr energisch für meinen Einsatz. 13:30 Uhr, auf ins Wochenende.

 Merke! Rückblickend war es risikoreich, gefährlich und unüberlegt.

»Wie ist das Kulturangebot bei Ihnen?«

Situation: Eine Neuaufnahme erkundigt sich bei mir nach den kulturellen Angeboten.

Ergebnis: Ich überlege und möchte ihr die Frage ernsthaft mit den wöchentlichen Aktivitäten beantworten, als ich im Flur neben uns einen Tumult bemerke. Zwei Bewohnerinnen fangen an, sich zu streiten. Als eine Kollegin eingreifen will, mischt sich eine dritte mit ein. Ich höre mich sagen, dass hier im Haus Kulturveranstaltungen sind, kein Tag ohne Zirkus oder Theater.

Merke! Sie lacht herzlich und ich gebe ihr den Flyer mit den monatlichen und täglichen Angeboten.

»Ostersonntag, 10:00 Uhr«

Situation: Kurz nach dem Frühstück, die Sonne scheint und es ist relativ warm, möchte ich mit einigen Bewohnern einen kurzen Gang um das Haus unternehmen, als Schüler hat man noch einige kreative Freiräume mehr. Es finden sich auch rund sechs Interessierte, doch dann flüchten alle wie auf ein unsichtbares Signal hin in ihre Zimmer.

Ergebnis: Es hatte sich die allgemeine Panik verbreitet, dass man ja Besuch bekommen könnte und dann nicht im Zimmer wäre. So saß ein halber Flur, von dem letztlich nur ein Viertel Besuch hatte, bis 12:30 Uhr auf der Bettkante, gespannt wie ein Flitzebogen, jederzeit aufzuspringen und Kinder bzw. Enkelkinder willkommen zu heißen.

Merke! Feiertage sind besonders symbolträchtig und können sich zu gefährlichen Stimmungskillern entwickeln, wenn Erwartungen und Hoffnungen enttäuscht werden. Ablenkung kann hier nur greifen, wenn die Ursache (Enttäuschung!) kurz angesprochen wird und positiv herausgestellt wird, dass man nicht allein damit ist.

»W-Lan einrichten«

Situation: Frau S., gerade eingezogen, wendet sich am mich mit einer besonderen Frage, besonders deswegen, weil sie mir von jemandem jenseits der 70 (!) noch nie gestellt wurde. Zitat: *»Junger Mann, wie komme ich mit meinem Tablett PC ins W-Lan?«*. Das grundsätzliche Problem: Nur die Verwaltung, PDL, QM und Heimleitung haben einen Zugang zum Internet, und W-Lan war beim Bau 1996 nicht vorgesehen.

Ergebnis: Nach zähem hin und her wurde ihr in der Verwaltung ein Gastkonto erstellt und knapp ein halbes Jahr später wurde das Senioren-Internetcafé eingeweiht. Sehr zur Freude von Frau S. Aber weder hat man an W-Lan gedacht, geschweige denn, auch mal die Computer der Pflege von XP auf einen neuen Stand zu bringen, noch die Hardware zu erneuern. Und die Frage danach, wer das eigentlich beaufsichtigt (Kindern sagt man, dass »Kostenloser Download« meist nicht kostenlos ist) oder die Nutzer schult, steht bis heute im Raum. Also aktuell zehn Senioren, die munter drauf los surfen im Wild Wild Web.

Merke! Positiv ist festzuhalten, dass auf den Wunsch der Bewohnerin reagiert wurde, als auch gleich ein ganzes Internetcafé einzurichten. Den Gedanken nach Verantwortlichkeit und Sicherheit (Downloads, Viren etc.) fortzuspinnen wäre noch besser gewesen.

»Technik, die Begeistert!«

Situation: Ich wurde von der Heimleitung ins Büro gerufen, Hintergrund war die Bitte eines Bewohners, ihm bei und mit seinem Handy zu helfen. Er konnte es nicht mehr entsperren und hatte nur noch einen Versuch. Ich bat ihn, mir seine PIN zu sagen. Stolz nahm er ein Notizbüchlein aus seiner Tasche und reichte es mir. Notiert waren säuberlich rund sieben Zahlenreihen. »Welches ist denn Ihre PIN?«, fragte ich nach. »Na alle!«, gab er zurück. Es stellte sich heraus, dass er die spezielle für dieses Handy nicht mehr erkannte. Natürlich gab ich bei einer 1:7 Chance die falsche ein. Leider hatte er seine PUK nicht aufgeschrieben. Das Entsetzen war groß und eine Stille lag bedrohlich im Raum.
Ergebnis: Das Handy war eine Stunde später wieder betriebsbereit …

Merke! Bei so etwas direkt die Vertragsfirma anrufen, Situation schildern und hoffen, dass ohne große Bürokratie das Gerät entsperrt wird …

9.2.2 Sich Pflegen

»Das habe ich schon immer so gemacht«

Situation: Herr L. ruft nach den Pflegekräften, sein Abfluss vom Waschbecken läuft zunehmend schlechter ab. Rohreiniger hat keine Wirkung auf das, was *»da drin«* ist. Da der Hausmeister im Urlaub ist, nehmen wir uns – zunächst ratlos – der Sache an. Wir fragen, was er denn versucht hat, wegzuspülen. Er deutet auf sein Absauggerät. Ja, richtig gelesen, Herr L. saugt sich *Schleim selbst ab.* »Zuhause passte das immer durch die Rohre, ihre sind zu klein«. Während mein Kollege und ich uns ratlos anschauen, fragt er uns nach Salz. Mein Kollege bringt ihm einen großen Streuer und bemerken, dass er in der Zwischenzeit seinen Wasserkocher in Betrieb genommen hat. Schweigend beobachten wir, wie er Salz und heißes Wasser in den Abfluss schüttet.
Ergebnis: Es rumort in dem heißen Rohr und nach ca. 30 Minuten läuft es gut ab.

Merke! Mitunter gehört zum reichen Erfahrungsschatz auch das Wissen um bewährte Hausmittel.

»Wasserwelle«

Situation: Mir wurde aufgetragen, einer Bewohnerin nach der Haarwäsche eine Wasserwelle zu drehen. Es wurde mir bei einer anderen Bewohnerin gezeigt, dann war ich an der Reihe. Allerdings wurde mir nicht gesagt, wie viel von dem Festiger ich nehmen sollte. Statt einer Mengenangabe sagten beide nur »Mehr! Viel mehr!«.
Ergebnis: Ich war dadurch so aufgeregt, dass ich die halbe Flasche ausgeleert hatte. Die Frisur saß, aber die Wasserwelle hielt deutlich länger als sie sollte. Und an ein Kämmen war nicht mehr zu denken. Ich habe den Ausdruck »Betonfrisur« geprägt.

Merke! Der Ausdruck »viel« ist relativ zu betrachten. Bestehe immer auf einer genauen Eingrenzung. Sonst wird auch deine Wasserwelle kugelsicher.

»Pucki«

Situation: Im Nachtdienst waren eine Kollegin und ich gerade dabei, in ein Zimmer einzutreten im Rahmen eines Kontrollganges. Die Tür war nur einen Spalt breit geöffnet, der Raum an sich dunkel. Meine Kollegin sprang plötzlich zurück, denn *»etwas«* raschelte laut und gab bedrohliche Geräusche von sich in der Dunkelheit. Einbrecher? Ein Bewohner im falschen Zimmer? Wir rätselten, bis uns die Bewohner, ein Ehepaar zur Kurzzeitpflege, lachend hereinrief.
Ergebnis: Wir lernten an diesem Abend »Pucki«, eine ältere (aber aus unserer Sicht) riesige Papageiendame kennen, das Haustier des Paares.
Merke! In unbekannten Situationen langsam an die Sache herantasten und mit dem Unbekannten rechnen!

»Mama ist am 1. Feiertag bei uns!«

Situation: Die Tochter von Frau T. kommt zum Pflegetresen und teilt mir mit, dass ihre Mutter am 1. Weihnachtsfeiertag bei ihr feiern würde. Ich trage es in den PC ein und fahre fort. Eine Stunde später kommt ihre 2. Tochter, erfährt davon und stürmt energisch zum Tresen. »Nein! Sagen Sie meiner Schwester, Mama feiert am 1. bei uns!«. Frau T. indes schaut mich nur traurig an.
Ergebnis: Wie die Geschwister, die dritte Schwester hatte sich noch nicht geäußert, den Konflikt lösten, habe ich nie erfahren. Die sachliche Bitte jedoch, ihre Streitigkeiten nicht über ihre Mutter an den Feiertagen auszutragen, stieß auf wenig Gegenliebe oder gar Verständnis.
Merke! Häufig stehen Pflegekräfte zwischen den Fronten von Angehörigen. Vermeide es, privat Stellung zu beziehen und bleibe fachlich. Das ist ein schwieriger und schmaler Grat. Spiele den Ball zurück.

9.2.3 Essen und Trinken

»Das Steak des Grauens«

Situation: Im Speiseraum herrschte Aufregung. Grund dafür war, dass es Steak gab. Meine Kollegen und ich sahen dies indes mit weniger Begeisterung, da die Küche viele leckere Gerichte zubereitet, Steaks jedoch tendenziell … zäher sind, als für die Zielgruppe gut ist. Und schon bittet eine Bewohnerin, die eigentlich selbstständig isst, um Hilfe. Ich denke mir augenrollend, dass sie sich etwas anstellt …
Ergebnis: Besagte Bewohnerin lacht herzhaft, als ich mit beiden Händen und einem Messer für besonderen Fälle versuche, dieses *(Fluch!)* Fleisch zu schneiden. Nachdem ich es endlich geschafft habe, bittet sie mich, ein Stück

145

zu probieren. Dies dürfen wir normalerweise nicht, doch die Wohnbereichsleitung hatte es mitbekommen bei ihrem eigenen Kampf mit einem weiteren Steak und nickte mir zu. Ich hatte noch nach Dienstschluss Schmerzen im Kiefer, einige Bewohner traten aus Protest in den Hungerstreik (der jedoch nur bis zum Kaffee drei Stunden später anhielt), das Küchenteam war beleidigt und verteilte stattdessen Joghurts. Da die Schuldfrage leider wichtiger war als danach, was man daraus lernen kann, zittern wir alle dem nächsten Steak Tag entgegen.

 Merke! Wunschkost und Vielfalt auf dem Speiseplan ist wichtig und richtig, jedoch hat die Zielgruppe häufig gewisse Einschränkungen. Gemeint sind Zahnprothesen. Pürierte Kost oder vielleicht ein anderes Stück Fleisch hätten ebenfalls allen gemundet.

»Von getauschten Rollen und der Rollator Rally«

Situation: Das Mittagessen lässt auf sich warten, und die »hungrige Meute« in der Wohnküche wird zunehmend unruhig. Die Stimmung droht zu kippen. Ein Schüler und ich versuchen, die Zeit bis zum Essen zu überbrücken.
Ergebnis: Wir lenken das Thema auf Wettbewerb, Fußball und die Formel-1. Im Laufe des Gespräches kommt es so weit, dass wir von zwei Bewohnern, auf ihren Rollatoren sitzend, von einem Ende des Flures zum anderen um die Wette geschoben werden. Der Sieger sollte eine Tafel Schokolade erhalten.

 Merke! Kreative Lösungen und ein Hang zum Verrücktsein würzen jede Arbeit! Versuche, immer eine Spur kindlicher Neugierde und Spaß zu haben.

»Betreuung oder »Das Auge isst mit«

Situation: Während meiner Ausbildung war ich 10 Wochen im Krankenhaus eingesetzt und bekam einmal den Auftrag, einer Patientin nach einer Herzkatheter-Untersuchung etwas Zwieback und Tee zu bringen. Auf der Station, auf der ich war, sah das Tablett auch so rudimentär gehalten aus. Tee und Zwieback. Zucker, Milch oder Süßstoff gab es nur nach Anfrage. Ich jedoch war ein Altenpflege- und kein Krankenpflegeschüler, weswegen ich die Erscheinungsform »meines« Tabletts anders gestaltete.
Ergebnis: Ich legte eine bunte Serviette (war schwierig, an eine heranzukommen!) unter einen weißen Teller. Dann kam darauf Zwieback, einige Kekse, eine weiße Serviette sowie jeweils gestapelt 3 Zuckerstückchen und kleine Milchdöschen. Die Patientin schaute freudig überrascht auf das Tablett.

 Merke! Kleinigkeiten haben manchmal die größte Wirkung. Etwas liebevolle Zuwendung, auch in Form und Gestaltung eines so banalen Pflegeaktes wie ein Tablett herrichten, können sich positiv auswirken.

9.2.4 Lernjob 1: Biografiearbeit - Ressourcenorientierung

In diesem Abschnitt machen Sie sich mit ersten Grundbegriffen vertraut und analysieren Ihre eigene Biografie. Zunächst eine grundlegende Frage vorweg: *»Was ist Alter und ab wann ist man alt?««*

Beenden Sie den Satz: »Alt ist man, wenn ...« und diskutieren Sie Ihre Ergebnisse im Plenum darüber.

Abschnitt I: Unsere eigene Biografie

1. Notieren Sie drei bis vier Ihrer Hobbies. Warum sind diese wichtig für Sie?
2. Was bedeutet für Sie der Begriff »Biografie (-arbeit)«?
3. Notieren und beschreiben Sie fünf Fakten, die Ihre zukünftige Pflegekraft über Sie wissen sollte. Warum sollte sie das wissen?
4. Überlegen Sie, welche Auswirkungen die Vergangenheit auf die Gegenwart und Zukunft Ihrer Bewohner/innen haben kann. Weshalb ist dies für Ihre Pflege relevant?
5. Was sind mögliche Quellen für Ihre Biografiearbeit?
6. Wie unterscheiden Sie die Begriffe »Lebenslauf und Biografie«?
7. Welche Lebensbereiche können für eine Biografiearbeit relevant sein?
8. Welche Fragen/Ideen haben Sie zur Biographiearbeit?
9. Überlegen Sie, was der Begriff »Ressource« bedeutet und definieren Sie diesen kurz!

Abschnitt II: Ein Jahr, 365 Tage im Detail ...
Aufgabe 1: Notieren Sie Feste und Feiertage, die Ihnen bekannt sind. Nutzen Sie die Vorlage:

Monat/Quartal	Datum/Feiertag
1. Quartal: Januar – Februar – März:	• _____ • _____ • _____
2. Quartal: April – Mai – Juni:	• _____ • _____ • _____
3. Quartal: Juli – August – September:	• _____ • _____ • _____
4. Quartal: Oktober – November – Dezember:	• _____ • _____ • _____

112
· · ·

Aufgabe 2: Notieren Sie, welche Aktivitäten Sie mit den folgenden Jahreszeiten verbinden:

Frühling _____

Sommer _____

Herbst _____

Winter _____

Abschnitt III: Über Übertragungsfehler und Stolpersteine

112
· · ·

Aufgabe 1: Streichen Sie aus der Liste die Aktivitäten, die Ihnen für Ihre zu Pflegenden nicht passend erscheinen.

> Lesen – Schwimmen – Sich vorlesen lassen – Zeichnen – Sport – Reisen – Pediküre – Klettern – Bewegung – Tai-Chi – Spazieren gehen – Malen – Prophylaxen – Kickboxen – Halten bzw. Umgang mit Tieren – kreatives Gestalten – Singen – Fußball – Sinne anregen (schmecken, riechen, hören, fühlen) – Gesellschaftsspiele – Tanzen – Gärtnern – Handarbeit (Sticken, Häkeln, Nähen) – Shoppen – Musik hören – Kochen – Foto-Collagen erstellen – Gottesdienst – Musikinstrumente – Zumba – Sich verkleiden (Karneval/Fasching) – Rad fahren

112
· · ·

Aufgabe 2: Bewerten Sie das nachfolgende Beispiel einer Aktivierung. Was würden Sie verändern?

Svenja (16) und Jasir (22) sind im Praktikum auf dem Wohnbereich 4, heute sollen sie die soziale Betreuung unterstützen. Ruth, die Leitung der sozialen Betreuung, wird jedoch ans Telefon gerufen und delegiert die Ausführung an die beiden mit den Worten *»macht irgendwas, bis ich zurückkomme!«*. Ihre Gruppe setzt sich aus fünf Senioren zusammen:

- *Eduard Knoll:* 88 Jahre, Kriegserlebnisse 2. WK, lehnt Herrn Romanov ab
- *Sabine Munker:* 55 Jahre, Unfallgeschädigt, trockene Alkoholikerin
- *Rafah Subi:* 70 Jahre, Fluchterfahrung aus Syrien
- *Gülhan Ornos:* 80 Jahre, demenziell erkrankt, Grad I, lebt seit 6 Jahren in Deutschland
- *Nika Romanov:* 71 Jahre, orientiert, will eher für sich sein und hasst Frau Munker

Svenja und Jasir bilden einen Stuhlkreis, Svenja schaltet die Musik ihrer Lieblingsband (Rammstein) auf »normale Lautstärke«, wie sie sagt. Aus dem anderen Wohnbereich schauen Kollegen nach, ob alles in Ordnung sei wegen der Lautstärke. Jasir wirft einen Ball, den die Senioren fangen und weitergeben sollen. Ihm geht alles zu langsam, so spornt er die Gruppe zu mehr Tempo an. Frau Ornos fängt an zu weinen. Herr Alhambra wird zunehmend aggressiv und will weg, was Svenja durch Blockade der Bremsen jedoch verhindert. Frau Subi wirkt unruhig. Schließlich dreht Svenja die Musik aus und schaltet den Fernseher an. Eine Dokumentation über Kriege der Welt läuft auf Arte. Innerhalb der Sendung wird vom 2. Weltkrieg über den Vietnamkrieg sowie Irakkrieg und schließlich aktuelle Konflikte (Russland-Ukraine) berichtet. Jasir öffnet eine Packung Mon Cheri und verteilt die Pralinen.

Stichworte: Musik; Gruppenzusammensetzung; Gruppengröße; Geschwindigkeit: Pralinen […]

9.2.5 Infoblatt 1: Aktivierung – Betreuung – Biografie

Machen Sie sich mit den nachfolgenden Angeboten vertraut – passen diese zu ihren Bewohnerinnen und Bewohnern? Welche Möglichkeiten gibt es in der ambulanten Pflege? Unterschieden Sie zudem zwischen kognitiv eingeschränkten zu Pflegenden (Demenz in unterschiedlichen Stadien) und nicht eingeschränkten zu Pflegenden.

Anagramm: Die Buchstaben eines Wortes werden umgestellt, damit ein neues Wort entsteht.
Beispiel: Sternenhimmel – Stern – Nein (es müssen nicht alle alten Buchstaben vorkommen)

Zusammengesetzte Hauptwörter: Der letzte Buchstabe eines Wortes bildet den Anfang des neuen Wortes.
Beispiel: Ente – Eisen – Nachtigall – Lolli –

Begriffe ergänzen: Zu einem Begriff oder Gegenstand werden verwandte Begriffe gesucht:
Beispiel: Sonne – heiß – Tee – Kräuter – Gewürze – Essen – Hunger (…)

Sinnesübungen: Sprechen das Sehen, Hören, Schmecken, Riechen, Fühlen an …
Beispiel: Gewürze, Igelbälle, Bilder, Farben, Musik, Geräusche, Singen, Sprechübungen (…)

Bewegungsübungen: Äpfel pflücken, Waschbewegungen, Prophylaxeübungen Kontrakturen, Streichen, Wischen, Kneten, Strecken/Bücken, Atmen, (…)

Weitere Angebote können sein: Biografie-Spiele/Gedächtnistraining, Singen – Back- und Kochgruppen, Männergruppe, Gesellschaftsspiele

Die 10 Min. Aktivierung (zum Beispiel nach Schmidt Hackenberg, 2013) zielt darauf ab, in Form gezielter Erinnerungsarbeit Schlüsselreize zu initiieren. Das Konzept berücksichtigt häufig begrenzte Personalressourcen einerseits wie zeitlich limitierte Konzentrationsfähigkeit Betroffener. Die Grundlage der Aktivierung ist der regelmäßige, gezielte Einsatz vertrauter Gegenstände aus der Vergangenheit der Bewohner. Themen wie Krieg,

Vertreibung und Hunger sollten vermieden werden. Je nach Ausgangslage kann die Grobeinteilung »Einleitung – Hauptteil – Abschluss« auch feingegliedert werden in die Phasen:

- Aufwärmphase: Hinführung zum Thema, z. B. durch Gesprächsanregung
- Hauptteil: Körperaktivierende Übungen
- Ruhiger Ausklang/Reflexion

Phantasiereise auf den Basar

Die folgende Aktivierung ist für Gruppen von 2–5 orientierten zu Pflegenden konzipiert.
Allgemein zu berücksichtigen sind:
Organisatorisches: Uhrzeit und Dauer des Angebots planen– Tag – Ort – Pause(n) – Inhalte – Thema – Zielgruppe – Wer betreut/ist Ansprechpartner – Training, z. B. Rollator/Gymnastik – benötigte Materialien – Gruppengröße – Raumaufteilung – Form, z. B. Stuhlkreis, je nach Angebotsform – ggf. Einverständnis der Betreuer

Phasen	Durchführung	Ziel/Teilaspekt
Vorbereitung	Material: Passende Musik, ggf. Lautsprecher, Schälchen mit Gewürzen, Räucherstäbchen, 2–4 Personen, Augen können geschlossen werden.	Kognitive Aktivierung Erinnerung, Anregung von Fantasie
Hinführung	Aufwärmphase: Hinführung zum Thema, z. B. durch Gesprächsanregung: *Wer war schon einmal in Ägypten oder auf einem Basar?*	
Hauptteil: Körperaktivierende Übungen	»Wir steigen aus dem Bus und schauen auf einen großen Marktplatz. Viele Menschen laufen zwischen bunten Ständen umher. Die Sonne scheint angenehm warm auf der Haut und blendet uns ein wenig. Unsere Gruppe verteilt sich auf dem Gelände und bestaunt die vielen Dinge, die es zu sehen, zu riechen und zu hören gibt. An einer Ecke feilschen ein Mann und eine Frau um eine Vase in einer uns fremden Sprache. Zumindest glauben wir das. Einige Meter weiter reicht uns ein Mann kleine Schälchen, wir sollen daran riechen. Sind das Gewürze? Es wäre einfacher, würde nicht so viel Räucherwerk in der Luft liegen. Ist das Weihrauch-Myrrhe? Wir strecken unsere Hände nach dem Schälchen aus, drehen sie ein wenig, führen sie zur Nase und schnuppern. Dankend lehnen wir ab und geben das Schälchen	Kognitive Aktivierung: Erinnerung: Urlaub, Gewürze Fantasie, Hören, Sinne Physische Aktivierung: Bewegungsübungen, weitergeben der Schälchen, Eincremen, Greifen, Heben und Ansehen

Phasen	Durchführung	Ziel/Teilaspekt
	weiter. Die Sonne wird langsam immer wärmer, und wir cremen uns die Arme mit Sonnenschutz ein. Sicher ist sicher!«	
Ruhiger Ausklang/Reflexion	Wir beobachten den Markt noch eine Weile, die vielen Menschen, die herumwuseln, als unser Fahrer uns bedeutet, zu ihm zu kommen. Unsere Reise geht weiter. Für heute haben wir genug entdeckt. Wir öffnen langsam unsere Augen, strecken erst die Arme, dann die Beine, ehe wir die Augen öffnen und tief einatmen. Wir haben den Orient verlassen und sind wieder in Koblenz. Einige Schätze aber haben wir mitgenommen. Entspannung, Wärme auf der Haut und die Eindrücke vom Basar.	

Fragen:

1. Wie fanden Sie diese Übung im »Selbstversuch?«
2. Was würden Sie verändern? Weshalb?
3. Für welche Zielgruppe finden Sie diese Phantasiereise passend?

9.2.6 Infoblatt 2: Flaschengarten anlegen

Ein Flaschengarten kann als Angebot innerhalb sozialer Betreuungs- und Aktivierungsmaßnahmen gemacht werden bzw. in verschiedene Kontexte (Biografiearbeit, motorische Übungen etc.) eingebunden werden. Die körperlichen Fähigkeiten von zu Pflegenden Menschen in stationärer Langzeitpflege (»Altenheim; Seniorenzentrum«) reduzieren sich im unterschiedlichen Ausmaß, Gartenarbeit wird somit häufig zu anstrengend. Flaschengärten als (fast) geschlossene Ökosysteme bieten eine Alternative, um weiterhin gärtnerisch tätig sein zu können. Auch aus pflegerischer Sicht erfüllen sie eine Reihe von Vorteilen:

Vorteile:

- Anschluss an die Biografie (z. B. beruflicher Bezug zur Gärtnerei oder als Hobby).
- Kognitive und körperliche Aktivierung (Feinmotorik).
- Als Gruppentätigkeit (~8–10 Personen) geeignet.
- Ist relativ leicht zu gestalten und leicht in der Pflege/Erhaltung.
- Kann als Geschenk, Preis oder Verkaufsgegenstand bei Festen der Einrichtung fungieren.
- Er kann auch für Themenwochen (Umwelt/Klima) als Beispiel für Stoffkreisläufe genutzt werden.

Hintergrund:
Der Flaschengarten wächst über Monate ohne Gießen oder Düngen. In dem geschlossenen Glas entsteht somit ein eigenständiges Ökosystem, das ohne Eingriffe von Menschen quasi selbsterhaltend ist.

Den Flaschengarten anlegen:
Benötigtes Material:

- Flasche oder großes Einmachglas – der Hals sollte nicht zu schmal sein.
- Grobkörniger Kies; Zerkleinerte Holzkohle; Blumenerde; eine langsam wachsende Pflanze.
- Wasser (1 Schnapsglas); Glasdeckel oder Korken zum Verschließen.

 Tipp:

- Zwei Personen pro Arbeitsplatz; eine Person dreht, der/die andere schüttet.
- Zeitungspapier unterlegen, Erde mit einem Suppenlöffel eingeben.
- Eine dünne Flasche zum Stampfen nehmen und Moose verteilen.

Anleitungen und Impulse für verschiedene Designs können im Internet (Youtube), Baumärkten und Gärtnereien mit wenig Aufwand nachgeschlagen werden. Aus eigener Erfahrung: Sind die Glaswände beschlagen, ist wahrscheinlich zu viel Wasser im Flaschengarten, sind die Blätter hängend, empfiehlt es sich, etwas Wasser nachzugeben. Anfangs müssen bis zu 14 Tage kleinere Eingriffe vorgenommen werden, bspw. den Deckel für eine Stunde abnehmen.

Abb. 3:
Flaschengarten

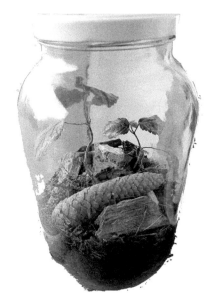

9.3 Klausurvorlagen/Tests

9.3.1 »Frau Müller, wir wollen doch alle nur das Beste!?«

Datum _____   Name/Vorname_____
Klasse _____   Lehrkraft _____

Handlungssituation: Frau Müller (70 Jahre) ist zur Kurzzeitpflege in Ihre Einrichtung gezogen. Die Kurzzeitpflege ist für ca. 3 Wochen ausgelegt, da ihre Familie in den Urlaub fliegt und die Nachbarn aus gesundheitlichen Gründen zur Kur sind. Frau Müller selbst wirkt pflegerisch unauffällig, sie ist weitgehend selbstständig und benötigt nur wenig Unterstützung im Rahmen der Grundpflege. *Relevante Diagnosen: Sie ist orientiert, leicht depressiv und langsam in ihren Bewegungen, Hüft- und Kniegelenk rechts wurden durch künstliche Gelenke ersetzt. Von der Tochter wissen Sie, dass Frau Müller eine Pflege von Männern ablehnt.* Einerseits äußert sie Freude über die Urlaubskarten und Anrufe ihrer Kinder, andererseits ist sie selbst viel gereist und vermisst die Ausflüge. Im Heim zeigt sie sich gesellig, so besucht sie Veranstaltungen, sitzt jedoch eher als Beobachterin dabei, anstatt »mittendrin«. Laut Tochter war Frau Müller zwar gerne in Gesellschaft, dabei aber eher für sich. Im Pflegeteam gibt es Diskussionen über die Förderung und Forderung von Frau Müller, die trotz Selbstständigkeit dazu neigt, Tätigkeiten an die Pflege abzugeben und sich zurückzuziehen. Frau Müller selbst wird nicht gefragt. Sie überlegen: was wäre das Beste für Frau Müller?

Zu bearbeitende Fragestellungen:

1. Nennen Sie jeweils zwei relevante Ressourcen und Probleme aus dem Fall!
   (____/4)
2. Beschreiben Sie zwei biographische Hindernisse aus dem Fall, die sich auf die Betreuung auswirken (können)!
   (____/4)
3. Erklären Sie, welche sozialen und pflegerischen Ziele den Beschäftigungs- und Aktivierungsangeboten zugrunde liegen!
   (____/6)
4. Begründen Sie, welche zwei Prophylaxemaßnahmen Sie in die tägliche (Grund-)Pflege mit einbauen können!
   (____/4)
5. Lesen Sie die Situation noch einmal durch. Bewerten Sie das Vorgehen des Teams kritisch!
   (____/6)
6. Bewerten Sie, wie Sie den Nutzen der jeweiligen Aktivierung für Frau Müller einschätzen. Begründen Sie, weshalb Sie es für geeignet/nicht geeignet halten!

153

- 10-minütiges Gedächtnistraining
- Anlegen einer persönlichen Biografieschachtel
- (Sitz)-Gymnastik
- Phantasiereise, z. B. Markt in Arabien
  (___/6)

Maximale Punkte:	Davon erreicht:	Note:	HZ Lehrkraft
24	_____ (In %_____)		

Möglicher Erwartungshorizont

1. Nennen Sie jeweils zwei relevante Ressourcen und Probleme aus dem Fall!
   - weitgehend selbstständig und orientiert
2. Beschreiben Sie zwei biografische Hindernisse aus dem Fall, die sich auf die Betreuung auswirken (können)!
   - leicht depressiv, langsam in ihren Bewegungen
   - künstliche Gelenke, lehnt Pflege von Männern (Betreuung auch?) ab
   - Ist eher für sich.
3. Erklären Sie, welche sozialen und pflegerischen Ziele den Beschäftigungs- und Aktivierungsangeboten zugrunde liegen!
   - Soziale Aktivierung und Einbeziehung in das soziale Netz
   - Körperliche Aktivierung und dadurch Anwendung von Prophylaxen
   - Erhaltung von Ressourcen und Selbstständigkeit
   - »Spaß«, »Kultur«, Biografie orientierte Aktivitäten
4. Begründen Sie, welche zwei Prophylaxemaßnahmen Sie in die tägliche (Grund-)Pflege mit einbauen können!
   - »Äpfel pflücken«, Aktivierung der Arme und Hände
   - »Muskelpumpe« durch Krallen der Zehen
   - Atemübungen
5. Lesen Sie die Situation noch einmal durch. Bewerten Sie das Vorgehen des Teams kritisch!
   - Es ist grundsätzlich gut, dass sich das Team Gedanken macht. Frau Müller ist hierbei jedoch unbedingt mit einzubeziehen!
6. Bewerten Sie, wie Sie den Nutzen der jeweiligen Aktivierung für Frau Müller einschätzen. Begründen Sie, weshalb Sie es für geeignet/nicht geeignet halten!
   - 10-minütiges Gedächtnistraining
     Scheint mir altersunabhängig geeignet, wenn es biografieorientiert ist
   - Anlegen einer persönlichen Biografieschachtel
     Kann sich positiv als auch negativ auf die depressive Stimmung auswirken, Vorsicht!
   - (Sitz)-Gymnastik
     Kann als Einzel- oder Gruppenangebot gemacht werden, grundsätzlich geeignet. Vorsicht! Künstliche Hüften.

– Phantasiereise, z. B. Markt in Arabien
Ist zu erfragen, tendenziell glaube ich nicht, dass sie sich dafür interessiert. Muss abgeklärt werden.

9.3.2 Peter Struw

Datum _____   Name/Vorname_____
Klasse _____   Lehrkraft _____

Ausgangssituation: Peter Struw ist heute 70 Jahre alt, er hat in Norddeutschland (Oldenburg) gelebt und zog nach Koblenz. Von dort aus hat er Koblenz und Umgebung kennen und lieben gelernt. Am 01.11.2020 ist er in Ihre Einrichtung gezogen. Der Senior macht geistig und körperlich einen guten Eindruck und scheint nur geringfügig durch das Alter eingeschränkt. Zum Gehen nutzt er einen Gehstock, aus Angst vor Stürzen, bewegt er sich auffällig langsam und vorsichtig. Früher hat er gerne Tagesausflüge auf die Burgen unternommen, Karnevalsumzüge waren jährliche Pflichtveranstaltungen für ihn. Er pflegt eine schöne Sammlung von Mineralien und Gesteinen, die funkeln und glänzen. Peter Struw erzählt gerne aus seinem Leben und hört die Lebensgeschichten seiner Mitmenschen. Herr Struw: »Es ist ja ganz nett hier, aber irgendwie komme ich mir ein bisschen verloren hier vor ...«

Anforderungsbereich I: Reproduktion

1. Nennen Sie drei biografisch relevante Informationen aus dem Einführungstext.
   (____/3)
2. Geben Sie vier Interessen von Herrn Struw an.
   (____/4)

Anforderungsbereich II: Reorganisation/Transfer

3. Welche fachlich relevanten Überschneidungen fallen Ihnen hinsichtlich Aktivierung/Betreuung und möglicher Prophylaxe-Maßnahmen im Fallbeispiel über Peter Struw auf?
   (____/3)
4. Planen Sie eine Biografieschachtel mit vier persönlichen Gegenständen, die Sie für Herrn Struw zusammenstellen würden. Begründen Sie Ihre Auswahl!
   (____/4)

Anforderungsbereich III: Problemlösendes Denken

5. Erstellen Sie Eckpunkte für ein individuelles Förderprogramm in Form eines 10-minütigen Bewegungsprogrammes für Herrn Struw. Beachten Sie hierbei die Phasen: *Vorbereitung – Einstieg – Hauptteil – Schluss – Nachbereitung* und reflektieren Sie das Vorgehen hinsichtlich möglicher Stolpersteine.
   (____/5)

6. Bewerten Sie die Situation von Herrn Struw:
   a) Welche Unterstützungsbedarfe erkennen Sie bei Herrn Struw?
      (___/5)
   b) Wie würden Sie seine Ressourcen nutzen und fördern?
      (___/5)

Maximale Punkte:	Davon erreicht:	Note:	HZ Lehrkraft
29	_____ (In %_____)		

Möglicher Erwartungshorizont

1. Nennen Sie drei biografisch relevante Informationen aus dem Einführungstext.
   - heute 70 Jahre alt; hat in Norddeutschland gelebt; am 01.11.2020 in die Einrichtung gezogen
2. Geben Sie vier Interessen von Herrn Struw an.
   - Tagesausflüge (auf Burgen); Karnevalsumzüge; Sammlung von Mineralien und Gesteinen
   - erzählt gerne aus seinem Leben und hört die Lebensgeschichten seiner Mitmenschen.
3. Welche fachlich relevanten Überschneidungen fallen Ihnen hinsichtlich Aktivierung/Betreuung und möglicher Prophylaxe-Maßnahmen im Fallbeispiel über Peter Struw auf?
   - Er nutzt einen Gehstock aus Angst vor Stürzen (Sturzvorgeschichte?)
   - Bewegt sich auffällig langsam und vorsichtig (Unsicheres Gangbild?)
4. Planen Sie eine Biografieschachtel mit vier persönlichen Gegenständen, die Sie für   Herrn Struw zusammenstellen würden. Begründen Sie Ihre Auswahl!
   - Burgen – Fotos, Eintrittskarten, Flyer der Ehrenbreitstein – Karnevalsumzüge – Maske, Kostümteile, Fotos – Mineralien – Gesteine, Sammlung erweitern – Biografien – eigene schreiben lassen, von interessanten Persönlichkeiten
5. Erstellen Sie ein individuelles Förderprogramm für ein 10-minütiges Gedächtnistraining für Herrn Struw. Beachten Sie hierbei die Phasen: Vorbereitung – Einstieg – Hauptteil – Schluss – Nachbereitung und reflektieren Sie das Vorgehen hinsichtlich möglicher Stolpersteine.
   - *Vorbereitung*: Gespräch über das Interesse seitens eines Angebotes führen; Organisieren
   - *Einstieg*: Begrüßen, Ablauf erklären, individuelle Förderung (Bewegung/Prophylaxe)
   - *Hauptteil*: Durchführung je Ziel: Gelenke, Gleichgewicht, Feinmotorik
   - *Schluss*: Entspannen
   - *Nachbereitung*: Reflexion mit Herrn Struw, Dokumentation

– *Mögliche Stolpersteine:* (Unbekannte) Vorerkrankungen, Diagnosen, Belastungs- oder Schmerzgrenzen?

6. Bewerten Sie die Situation von Herrn Struw:

   a. Welche Unterstützungsbedarfe erkennen Sie bei Herrn Struw?
      – Ist geringfügig durch das Alter eingeschränkt; bewegt sich auffällig langsam und vorsichtig;
      – mag Tagesausflüge;
      – erzählt gerne aus seinem Leben und hört die Lebensgeschichten seiner Mitmenschen;
      – kommt sich »ein bisschen verloren« in der Einrichtung vor.

   a) Wie würden Sie seine Ressourcen nutzen und fördern?
      – Ich würde ein, an der Biografie orientiertes Betreuungskonzept mit den Kollegen im Team überlegen, um seine Ressourcen interessengeleitet zu fördern. Hierbei beziehe ich Herrn Struw mit ein, ebenso körperliche Faktoren, um Bewegungsfähigkeit und (prophylaktisch) das Gedächtnis anzuregen. Fördern durch fordern.

9.3.3 Frau Mönk

Datum _____ Name/Vorname_____
Klasse _____ Lehrkraft _____

Ausgangslage: Frau Mönk, 63 Jahre, ist aufgrund einer OP-Wunde zur Kurzzeitpflege in ihre Einrichtung gekommen. Sie ist Frührentnerin und hat ihr Leben lang als Floristin gearbeitet. Sie ist orientiert zur eigenen Person, Zeit und Ort, lediglich das Aufstehen fällt ihr schwer, sie benötigt Unterstützung hierbei. Aufgrund des Altersunterschiedes zu anderen Bewohner/innen der Einrichtung sprechen sie die regulären Angebote wenig an. Sie reden in einer ruhigen Minute mit Frau Mönk, da diese einen unzufriedenen und unglücklichen Eindruck auf Sie macht. Frau Mönk erzählt.

»Ach, ich wäre so gerne zu Hause, aber das dauert ja noch einige Wochen! Und es ist so langweilig hier, die Zeitschriften sind veraltet oder interessieren mich nicht. Hätte ich nur meine »Wild und Hund« hier. Die Musik im Wohnbereich ist nur für Alte, da bleibe ich lieber auf meinem Zimmer. Und Sie haben auch selten Zeit, um zu reden, dabei fehlt mir der Klönschnack[1] mit den Nachbarn. Wenn ich öfters raus käme aus diesem Haus, das wäre toll. Meine Kinder sind auch fast immer nur am Arbeiten! Zuhause habe ich die Tür immer verriegelt nachts, aber das geht hier ja nicht (…)«.

1. Nenne zwei Unterschiede zwischen Biografie und Lebenslauf.
   (____/2)

---

1 Plattdeutscher Begriff für »gemütliches Zusammensitzen und reden, meist in Verbindung mit einem Köm [Korn]«

2. Erklären Sie, weshalb Biografiearbeit eine sensible Arbeit ist.
   (___/2)
3. Welche drei Quellen können Sie zur Biografiearbeit nutzen?
   (___/3)
4. Beschreiben Sie kurz drei Lebensbereiche, die für Ihre Arbeit mit Frau Mönk relevant sein könnten. Begründen Sie dies!
   (___/3)
5. Definieren Sie den Begriff »Ressource«.
   (___/3)
6. Bewerten Sie die Situation von Frau Mönk: Was sind mögliche Ressourcen, die sie nutzen kann?
   (___/2)
7. Notieren Sie vier Angaben, die Ihnen in Bezug auf Frau Mönk fehlen: Was möchten Sie noch wissen (wollen)?
   (___/4)
8. Überlegen Sie sich ein mögliches Angebot, dass aus Ihrer Sicht für Frau Mönk geeignet wäre!
   (___/4)

Maximale Punkte:	Davon erreicht:	Note:	HZ Lehrkraft
23	_____ (In %_____)		

Frau Mönk

1. Nenne zwei Unterschiede zwischen Biografie und Lebenslauf.
   - Daten versus gelebte, emotional behaftete Erlebnisse
   - Biografie ist vielschichtig und kann positiv/negativ sein
2. Erklären Sie, weshalb Biografiearbeit eine sensible Arbeit ist.
   - Erinnerungen aus der Vergangenheit werden thematisiert, ggf. verdrängte oder Traumata können dadurch ungewollt hochgeholt werden. Abwägen von pflegerisch relevantem Interesse und Wahrung der Privatsphäre.
3. Welche drei Quellen können Sie zur Biographiearbeit nutzen?
   - Die Person selbst, Familie, Kinder, weitere Angehörige, Nachbarn (…)
4. Beschreiben Sie kurz drei Lebensbereiche, die für Ihre Arbeit mit Frau Mönk relevant sein könnten. Begründen Sie dies!
   - Ernährung, sich beschäftigen können, für eine sichere Umgebung sorgen, sich bewegen können
5. Definieren Sie den Begriff »Ressource«.
   - Alles, was einem zur Bewältigung einer (konkreten) Situation dient. Dies können Erfahrung, Resilienz, Wissen, Freunde etc. sein.
6. Bewerten Sie die Situation von Frau Mönk: Was sind mögliche Ressourcen, die sie nutzen kann?

– Sie kann Wünsche und Bedürfnisse äußern, wirkt jedoch eher zurückgezogen und nimmt ihre Situation widerstrebend hin. Wünsche können ggf. erfragt und umgesetzt werden, z. B. das Abo der Zeitung kann für die Zeit der Reha zum Heim als Zustellpunkt abgeändert werden, ebenso persönliche Gegenstände. Gesprächsrunden und Ausflüge, Unterstützung bei der Deko der Einrichtung (Floristik) kann angeregt werden.

7. Notieren Sie vier Angaben, die Ihnen in Bezug zu Frau Mönk fehlen: Was möchten Sie noch wissen?
   – Religiöse Gewohnheiten
   – Weitere Hobbies
   – Musikgeschmack
   – Wünsche und Ziele

8. Überlegen Sie sich ein mögliches Angebot, dass aus Ihrer Sicht für Frau Mönk geeignet wäre!
   – Je nach Willen, Bereitschaft und Jahreszeit kann sie im Rahmen der sozialen Betreuung in die Gestaltung und Deko des Hauses beratend eingebunden werden, da sie hier Wissen und Fähigkeiten einbringen kann. Auch Gesprächs- und Zeitungsrunden wären eine Möglichkeit.

9.4 Checkliste/Verweise

9.4.1 Exemplarische Literaturtipps

Wahl, Hans-Werner; Heyl, Vera (Hrsg.) (2015): Gerontologie- Einführung und Geschichte, 2. Auflg. W. Kohlhammer

Schmidt-Hackenberg, Ute (2013). 10-Minuten-Aktivierung als Methode. Vincentz Network

Eiring, Ulrike (2013). Aktivieren mit Sprichwörtern, Liedern und Musik: Praxismodelle für die Begleitung hochbetagter und demenzkranker Menschen. Schott Music GmbH & Co KG. Mainz

Schumann, Susette (2021). Teilhabe älterer Menschen. Lehrbuch zur praktischen Umsetzung des umfassenden Pflegebedürftigkeitsbegriffs, Band 4. Kohlhammer

Kapitel 10: CE 10: Entwicklung und Gesundheit in Kindheit und Jugend in Pflegesituationen fördern

10.1 (Bildungs-) Ziele/Inhalte/Kompetenzen

 Auszug aus der Beschreibung der CE 10 (Vgl. BIBB, 2020, S. 173 f.).

> »(...) Pflegerische Versorgung von Säuglingen, Kindern und Jugendlichen sowie deren Bezugspersonen und nimmt in besonderer Weise die Entwicklungsförderung von Kindern und Jugendlichen in den Blick (...)«

Die *Curriculare Einheit 10: »Entwicklung und Gesundheit in Kindheit und Jugend in Pflegesituationen fördern« kann* aus dem Schwerpunkt und Fokus der Perspektive dieses Fachbuches aus der Geriatrie heraus nur retrospektiv behandelt werden. Die angehenden Pflegefachfrauen- und Pflegefachmänner treffen auf ein breites Spektrum von Menschen mit ebenso weit gefächertem und unterschiedlich ausgeprägtem Verständnis von:

- Gesundheitsbewusstsein
- Gesundheitssozialisation durch die Biografie bis hin zur Gegenwart
- Ggf. tradierte (!) Rollenbilder (»Männer kennen keinen Schmerz«; Frauen beklagen sich nicht«)
- Sowie einem Spektrum vom eher mechanischen Verständnis des Körpers (»Werkzeug«) hin zu einer sehr spirituellen, selbstfürsorglichen Art (»Mein Körper ist ein Wunder, ich pflege es«)
- ...

Die Bedeutung dieser Rückschau bzw. Rückblickes soll Gegenstand dieses Kapitels sein und zeigt exemplarisch an der Biografie von Sophia Kleine die Entwicklung »von der Großfamilie zur Senioren-WG« auf.

 Stichworte: *Entwicklungsförderung, Gesundheitssozialisation im Laufe der Biografie bis hin zur Gegenwart*

Dabei kommen Aspekte, wie die Berücksichtigung des Strukturwandels der BRD (von der Industrie- zur Informationsgesellschaft) und den damit verbundenen Veränderungen im gesellschaftlichen sowie privaten Leben vor. Diese Entwicklung ist zudem bis heute prägend und hat zur Bildung von Senioren-WGs bzw. weiteren alternativen Wohnformen geführt sowie zu dem anhaltenden Wandlungsprozesses des Begriffes »Familie«.

- Ihre Erlebnisse als Kind in einer Großfamilie.
- Den Werdegang in den 1960ern (Familie/Beruf/Empfinden von »Veränderungen«).
- Heutige Situation von Frau K.

10.2 Lernsituationen/Diskussionsimpulse

10.2.1 Interview mit Sophia Kleine

Frage 1: Was waren prägende Erlebnisse in ihrer Kindheit/Jugend?

»Ich erinnere mich noch gut an meine Kindheit, aber einiges ist leider schon sehr verschwommen. Mit 7 Geschwistern wurde mir nie langweilig, das können sie mir glauben, immer haben wir etwas unternommen und hielten zusammen. Fernsehen gab es nicht, und Volksempfänger, also Radios, wie man sie heute nennt, zu teuer. Wir haben viel auf dem Hof mitgeholfen, wir älteren wechselten uns immer mit der Hof- und Feldarbeit ab. Ich hab' aber immer am liebsten die Tiere versorgt. Wir hatten viele. Wenn ich daran denke, wie viele Kühe ich gemolken habe. Besonders viele waren es, wenn Mutter Kuchen backen wollte, für große Geburtstage. Da brauchten wir sehr viele, unter 40 Gäste erwarteten wir selten. Großvater und Großmutter halfen nach Kräften mit, deckten den Tisch oder kümmerten sich mit um die Wäsche. Am Sonntag sind wir dann meistens nach der Kirche noch spazieren gegangen, das war immer schön. Zum Essen, aber besonders abends saßen wir alle in der Stube vor dem Kamin, wir Kinder lauschten immer den spannenden Geschichten von Oma und Opa, die ja schon so viel erlebt hatten. Als es den beiden schlechter ging und Oma nicht mehr aufstehen konnte hab' ich ihr nach der Arbeit immer aus der Zeitung vorgelesen. Das fand sie immer schön. Meine Mutter hatte sie gepflegt, das war ganz normal, denn so war das ja auch schon zu Zeiten meiner Großeltern gewesen. Ich fand' es traurig, als wir schließlich nur noch zu 9. waren. Aber die Zeit im Bund Deutscher Mädchen ab 1930 lenkte mich ab, und allmählich kam ich damit zurecht«

Frage 2: Wie waren ihre Lebensumstände in den 1960ern?

»In den 60ern …da war ich 40 Jahre alt und fleißig mit meinem Mann in unserer Tischlerei am Arbeiten. Er baute Tische, Stühle, Schränke, Schreibtische und vieles mehr und meine Aufgabe war es, die fertigen Stücke zu polieren und blank zu putzen. Neben unseren beiden Auszubildenden halfen unsere beiden Kinder Max und Lisa nach den Hausaufgaben, die Möbel in den Laden, der zur Straße hin lag, zu tragen. Wir waren leider nur eine kleine Familie von 4 Personen. Meine Geschwister zogen alle weiter weg, um in der Ferne ihr Glück nach dem Krieg zu suchen. Meine Mutter hab' ich in der Zeit auch gepflegt. Das war sehr anstrengend, zum einen meine Arbeit und meinen Haushalt, und dann der meiner Mutter und natürlich sie selbst. Vater war im Krieg geblieben, und Mutter brauchte Hilfe beim Aufstehen, Waschen und Putzen. Oft war es sehr anstrengend, aber ich habe es gerne gemacht. Zu dieser Zeit kamen auch langsam diese … wie heißen die

161

noch mal? Altenheime, ja Altenheime, auf. Nur sehr, sehr wenige gab es, aber Mutter in solch eine ungeheuerliche Anstalt in die Hände fremder Menschen zu geben, kam nicht infrage. Mit Anfang der 60er gingen leider auch Moral und Anstand zurück. Hab' ich damals gezetert als meine Tochter sich einen Minirock gekauft hat – für solch ein Ding hätte Vater uns geprügelt, zu Recht. Und das gemeinsame Essen wurde auch immer weniger »Ich ess' im Wiener-Wald, Mama«. so etwas musste ich mir anhören, wo ich doch so gerne gekocht habe. Alles frisch, natürlich. Und dann noch diese furchtbare Hotten-Totten-Musik, die meine Kinder immer hörten …«

Frage 3: Wie ist ihre heutige Lebenssituation?

»Heute, im Jahr 2007 bin ich 87 und allein. Mein Mann ist vor einem Jahr verstorben, meine Kinder leben mit ihren Familien weit weg, im Ausland. Zu meinen Nachbarn hab' ich wenig Kontakt, draußen ist es mir ohnehin zu laut und alles zu schnell. Nicht mal mehr mit dem Postboten kann man in Ruhe über das Neueste reden. Und der Bäcker schaut auch immer nur auf seine Uhr. Das macht mir keinen Spaß. Und dann immer diese lästigen Automaten, die mich am Telefon nach meinem Waschpulver oder meinem Lieblingssendern fragen. Ich mag schon gar nicht mehr ans Telefon gehen. Das Fernsehen hat über 30 Kanäle, aber da und im Radio läuft nur Müll. So was hätten die sich damals nicht erlaubt uns als »Hitliste« zu präsentieren. Mein Rücken zeigt nun die Spuren meiner Arbeit. Vor Schmerz kann ich nicht mehr gerade laufen, und längere Strecken schon gar nicht. In den Keller zu gehen ist für mich wie eine glühende Nadel in den Rücken zu bekommen. Aber das kann man sich ja heutzutage auch beim Chinesen-Doktor verschreiben lassen. Zinksalbe, Lebertran und Kamillentee, das ist die wahre Medizin, in meinen Augen. Man kann ja auch nicht immer nur wehleidig klagen, anderen geht es schlechter. In zwei Wochen werde ich umziehen, in ein so genanntes »betreutes Wohnen«, hier im Ort. Da kommt morgens jemand und hilft mit beim Aufstehen, Waschen und Kochen. Schlimm. Fremde im Haus mag ich nicht. Das ich einmal von meinen Kindern in einer großen Familie gepflegt werde, das war als Kind für mich ein ganz natürlicher Gedanke. Wie die Zeit sich doch ändert. Ich bin gespannt, wie es ihnen mal ergehen wird, Herr Büter, und wünsche ihnen viel Glück auf ihrem Lebensweg«

10.3 Klausurvorlagen/Tests

10.3.1 Sophia Kleine

Datum _____ Name/Vorname_____

Klasse _____ Lehrkraft _____

Lesen Sie das Interview mit Sophia Kleine und markieren Sie relevante Aussagen!

Zu bearbeitende Fragestellungen:

1. Beschreiben Sie die drei Lebensabschnitte: Was war hier prägend für Fr. Kleine im Schwerpunkt Gesundheit?
   (____/4)
   a) Vergleichen Sie die drei Lebensphasen: Welche Belastungen gab es jeweils?
   (____/2)
   b) Welchen Stellenwert hatte »Gesundheit«
   (____/2)
   c) Wie ist ihr Verhältnis zu Medizin/Hausarzt?
   (____/2)
2. Wie erlebt Fr. Kleine ihre Kindheit im Vergleich zu der Kindheit ihrer Kinder und Enkelkinder?
   (____/4)
3. Wie hat sich *Ihr* eigenes Gesundheitsbewußtsein entwickelt, ausgehend von Ihrer Kindheit bis jetzt?
   (____/4)
4. Auch Sie wurden und werden durch die Umwelt sozialisiert. Welches »Rollenbild« bzw. Verständnis haben Sie von ihrem Körper?
   (____/4)
5. Begründen Sie: Sind »Hypochonder« eine Zielgruppe, auf die Pflegekräfte speziell achten sollten oder im Gegenteil, auf die Menschen, die sagen »*ist doch nichts! Kam von allein und geht von allein!*«
   (____/4)
6. Welcher, aus heutiger Sicht veraltete und negativ besetzte Begriff, fällt Ihnen im Text auf?
   (____/2)

Maximale Punkte:	Davon erreicht:	Note:	HZ Lehrkraft
30	_____ (In %_____)		

Möglicher Erwartungshorizont

1. Beschreiben Sie die drei Lebensabschnitte: Was war hier prägend für Fr. Kleine?
   - Kindheit: Großfamilie, schwere Arbeit auf dem Hof, soziale Aktivtäten mit den Großeltern. Sport im BDM
   - 60er: Eigene Familie, körperliche Arbeit
   - Heute (2007): Rückenprobleme, u. a., betreutes Wohnen
   a) Vergleichen Sie die drei Lebensphasen: Welche Belastungen gab es jeweils?
   - Körperliche Arbeit als Kind auf dem Hof (Belastung)
   - Arbeit in der Schreinerei und hat ihre Mutter gepflegt (Belastung)

163

b) Welchen Stellenwert hatte »Gesundheit«
   - Sport und Ertüchtigung (BDM) als Kind, später keine Angabe dazu
   - »Man darf nicht klagen«, also eher zurückhaltend bei Beschwerden

c) Wie ist ihr Verhältnis zu Medizin/Hausarzt?
   - »Zinksalbe, Lebertran und Kamillentee, das ist die wahre Medizin« (Zitat)

2. Wie erlebt Fr. Kleine ihre Kindheit im Vergleich zu der Kindheit ihrer Kinder und Enkelkinder?
   - Sie hat als Kind mitgeholfen, auch ihre Kinder später in der Schreinerei. Ihre Kindheit hat sie als sehr schön in Erinnerung, es war alles zentraler und gemeinschaftlicher. Später sind ihre Geschwister weggezogen, ebenso ihre Kinder. Sie nimmt die Welt als schneller und stressiger wahr.

3. Wie hat sich Ihr eigenes Gesundheitsbewußtsein entwickelt, ausgehend von Ihrer Kindheit bis jetzt?
   - [individuelle Antwortmöglichkeit]

4. Auch Sie wurden und werden durch die Umwelt sozialisiert. Welches »Rollenbild« bzw. Verständnis haben Sie von ihrem Körper?
   - [individuelle Antwortmöglichkeit]

5. Begründen Sie: Sind »Hypochonder« eine Zielgruppe, auf die Pflegekräfte speziell achten sollten oder im Gegenteil, die Menschen, die sagen »*ist doch nichts!   Kam von allein und geht von allein!*«
   - [individuelle Antwortmöglichkeit]

6. Welcher, aus heutiger Sicht veraltete und negativ besetzte Begriff, fällt Ihnen im Text auf?
   - »Hotten-Totten-Musik« war ein umgangssprachlicher, abwertender Begriff für u. a. (afro)amerikanische Musik, aber auch Rockmusik.

10.4   Checkliste/Verweise

Wahl, Hans-Werner; Heyl, Vera (2015). Gerontologie – Einführung und Geschichte. 2. Auflage. Kohlhammer
Lenhard, Wolfgang (2021). Erleben, Lernen und Verhalten von Kindern und Jugendlichen. Kohlhammer

Kapitel 11: CE 11: Alte Menschen mit psychischen Gesundheitsproblemen und kognitiven Beeinträchtigungen personenzentriert und lebensweltbezogen unterstützen

11.1 (Bildungs-) Ziele/Inhalte/Kompetenzen

Auszug aus der Beschreibung der CE 11 (Vgl. BIBB, 2020, S. 194 f.).

- Im 3. Ausbildungsdrittel liegt der Schwerpunkt auf alten Menschen, die von schweren psychischen Erkrankungen und/oder kognitiven Beeinträchtigungen betroffen sind, mit komplexem Hilfebedarf in instabilen Situationen bzw. psychischen Krisen oder bei herausforderndem Verhalten.
- Die Auszubildenden erkennen Hinweiszeichen auf eine mögliche Gewaltausübung in der Versorgung von alten Menschen und reflektieren ihre Beobachtungen im therapeutischen Team (I.2.d).
- Die Auszubildenden pflegen, begleiten, unterstützen und beraten alte Menschen sowie deren Bezugspersonen bei Demenz, psychischen Krisen und gerontopsychiatrischen Erkrankungen (I.3.a).
- Die Auszubildenden reflektieren ihre Möglichkeiten und Grenzen in der Kommunikation und Beratung.
- Die Auszubildenden erkennen Kommunikationsbarrieren, insbesondere bei spezifischen Gesundheitsstörungen oder Formen von Behinderungen im Alter, und setzen unterstützende und kompensierende Maßnahmen ein, um diese zu überbrücken (II.1.e).

11.2 Lernsituationen/Diskussionsimpulse

11.2.1 Sich beschäftigen können

»Ich muss nach Hause«

Situation: Frau M. zittert und sagt, dass sie dringend nach Hause muss. Eine Betreuungskraft (87b) versucht ihr aus einem Buch vorzulesen und sie zum Sitzenbleiben zu bewegen.
Ergebnis: Frau M. wehrt sich und will unbedingt aufstehen und sofort nach Hause zu ihren Kindern. Die Betreuungskraft geht nicht auf Frau M. ein. Die

PK versucht die Situation zu entschärfen und versucht Frau M. die Angst zu nehmen, indem sie die Hand von Frau M. nimmt und dabei ihre Gefühle anspricht.

 Merke! Frau M. beruhigt sich daraufhin etwas und fühlt sich verstanden. Validation funktioniert nicht immer, sie muss authentisch, sprich, kongruent sein.

»Jim Knopf und der Drache Mahlzahn«

Situation: Frau R. sucht auf dem Wohnbereich nach ihrem Mann. Dieser spielte nahe der Kapelle an der kleinen Orgel und war sichtlich gut zufrieden.
Ergebnis: Aus dem Wunsch heraus, ihr zu helfen, bringe ich sie im Rollstuhl zu ihrem Mann. Statt sich zu freuen, beginnt sie eine Schimpfkanonade. Der arme Herr R. kommt nicht einmal zu Wort, seine Frau kommandiert ihn zunehmend herum. Die Situation wird recht schnell dadurch entschärft, dass Frau R. von einer Kollegin im Rollstuhl sitzend einfach mit »*nach vorne zum Singen*« genommen wird, damit ihr Mann noch etwas musizieren kann.

 Merke! Diese Lösung war effektiv, hat aber den ersten Schritt, im Rahmen eines vernünftigen Gespräches, völlig übergangen. Zudem war diese Art der Einmischung bevormundend.

»Das ist mein Telefon!«

Situation: Während ich im Nachtdienst die Tabletten für den Folgetag vorbereite, werde ich auf zwei lauter werdende Stimmen aufmerksam, die vom Pflegetresen ausgehen. Ich schaue durch die Tür und sehe, wie Frau S. (demenziell erkrankt, aber mobil) und Frau T. (leicht demenziell erkrankt, sehr unruhig) sich kampfbereit gegenüberstehen. Frau T. hat sich hinter den Tresen gestellt, da sie ihn vermutlich mit ihrem früheren Beruf als Sekretärin assoziiert. Frau S. hingegen verlangt lautstark, nach Hause zu dürfen und abgeholt zu werden. Sie will telefonieren, doch das Gerät des Begehrens wird von Frau T. raubtierartig bewacht.
Ergebnis: Ich danke Frau T. für ihren Einsatz und sage, dass ich jetzt übernehme. Sie geht beruhigt weiter über den Flur ihre Streife. Die Angehörigen von Frau S. sind im Urlaub und nur in Notfällen anzurufen. Ich wäge ab und entscheide mich dafür, in ihrem Beisein eine Nummer zu wählen. Sie hört das Besetzt-Zeichen und gibt sich damit zufrieden, dass wir es morgen Früh noch einmal probieren.

 Merke! Die Lösung schmeckt zum Schluss etwas fade, da ich natürlich nicht die Angehörigen angerufen habe, aus Angst vor dem Donnerwetter am Folgetag, sondern einen Apparat im Haus. Kurzfristig konnten beide Seiten zufrieden gestellt werden. Kompromisse sind manchmal die beste Lösung.

11.2.2 Sich als Mann/Frau fühlen können

»Türkische Hochzeit«

Situation: Meine Kollegin und ich betreten das Zimmer von Frau O., einer Kurzzeitpflege mit türkischen Wurzeln. Ihr Deutsch ist sehr begrenzt, weshalb meine Kollegin, ebenfalls mit türkischen Wurzeln, das Gespräch führt. Frau O. ist demenziell erkrankt. Plötzlich reicht sie uns Bonbons, jubelt und schüttelt uns die Hände. Ich schaue G., meine Kollegin fragend an. Sie versucht zu übersetzen, bis sie versteht und ebenfalls herzhaft lacht. Nur ich blicke fragend in die Runde.
Ergebnis: Frau O. nimmt an, dass G. und ich, beide in (pflege-) weiß gekleidet, frisch vermählt worden sind und freut sich mit uns.
Merke! Berücksichtige immer den kulturellen Hintergrund einer zu pfle- genden Person.

11.2.3 Für Sicherheit in der Umgebung sorgen können

»Da ist jemand!«

Situation: Im Nachtdienst ruft uns eine Bewohnerin vier bis fünf Mal in ihr Zimmer. Wir kontrollieren das Zimmer, doch finden niemanden vor. Beim fünften Mal weise ich Frau G. erneut freundlich, jedoch zunehmend angestrengt darauf hin, dass hier niemand außer ihr ist. Dann legt mir jemand von hinten die Hand auf die Schulter.
Ergebnis: Ich fahre zusammen und stelle fest, dass Frau D., demenziell erkrankt, unruhig und mit einer Weg- bzw. Hinlauftendenz, im dunklen Badezimmer steht und mich anlächelt.
Merke! Vier Mal haben wir das Zimmer kontrolliert. Das fünfte Mal jedoch nicht … natürlich stand genau dann jemand im Badezimmer. Rechne, gerade nachts, mit Überraschungen.

»Alles in Ordnung, Dimitri passt schon auf dich auf«

Situation: Silvesterabend in der Einrichtung. Draußen wird bereits geböllert. Frau F., demenziell erkrankt, wird zunehmend unruhiger. An diesem Tag haben wir einen neuen Pflegehelfer im Team. Ich denke mir nichts dabei, als Dimitri zu Frau F. ins Zimmer geht. Er will sie beruhigen, er spricht etwas »hart«, aber gut verständlich.
Ergebnis: Wenige Sekunden später hallt der Schrei von Frau F. durch die Flure. Ich stoße mit einer Kollegin hinzu. Dimitri erzählt, dass er nur sagte, er würde auf sie aufpassen und das Knallen sein ungefährlich.
Merke! Der kulturelle, biografische und soziale Hintergrund ist immer relevant. Es war, im Nachhinein betrachtet, keine gute Kombination von Elementen, die zusammen genommen kritisch sein können: Kriegserfah- rung – Silvester – russischer Akzent.

11.2.4 Soziale Bereiche des Lebens

»Aufmerksamkeit«

Situation: Frau W. starrt vor sich hin und formt dabei unmissverständliche Worte. Sie nimmt ihre Umwelt kaum noch wahr und reagiert auch nicht immer auf Ansprache. An einem Nachmittag betritt ein Kleinkind den Aufenthaltsraum und steht nun im Sichtfeld von Frau W.
Ergebnis: Die Aufmerksamkeit von Frau W. ist sofort geweckt. Sie spricht, ihre Stimme klingt dabei sehr liebevoll und sie spricht mit dem Kind. Ihre ganze Aufmerksamkeit gilt dem Kind und sie blüht dabei auf und wirkt sehr zufrieden.

 Merke! Aus den verschiedensten Gründen ziehen Menschen sich (in sich selbst) zurück. Nicht immer erreichen Familie, Freunde, Pflegekräfte oder Betreuung einen Zugang. Kinder, aber auch Tiere können hier als Türöffner fungieren. Biografiearbeit zeigt sich hier als ein wichtiges Bindeglied.

»Ebbe und Flut«

Situation: Frau H. ist stationär in einer psychiatrischen Einrichtung. Mein Auftrag ist es, ihr frische Wäsche zu bringen. Sie freut sich, mich zu sehen und ich frage, wann sie wieder »nach Hause« kommt.
Ergebnis: Sie schaut mich gespannt an und meinte, es hinge mit Ebbe und Flut zusammen.

 Merke! Wir waren rund 120 km vom Meer entfernt. Nimm die Gefühle ernst und bleibe es in der Situation. Was für dich lustig klingt, ist aus ihrer Sicht ernst gemeint.

»Warum grüßen Sie nicht?«

Situation: Frau H. ist wieder zurück in unserer Einrichtung. Auf dem Flur komme ich mit ihr ins Gespräch. Unerwartet schaut sie mich böse an und fragt, weshalb ich nicht grüße.
Ergebnis: Sie stellt mir jemanden vor, den nur sie sehen kann. Ich entschuldige mich und gehe auf sie ein. Das stellt sie zufrieden und wir verabschieden uns.

 Merke! Psychische Erkrankungen bzw. Störungen können die Realität und Wahrnehmung der betroffenen massiv verzerren. Was für Außenstehende nicht da ist, z. B. ein gefährliches Tier oder Mensch, löst akuten Stress bei den Betroffenen aus. Manchmal hilft Ablenkung, dies ist individuell sehr unterschiedlich.

»Ich will in mein Zimmer!«

Situation: Weihnachtsabend in der Einrichtung. Alle Mitarbeiter und Bewohner sind auf dem Wohnbereich im Aufenthaltsraum versammelt. Mir wird der Auftrag gegeben, eine Bewohnerin dazu zu holen. Sie lehnt jedoch dankend ab. Meine Anleiterin meinte, ich müsse lernen mich durchzusetzen und schleift mich zurück ins Zimmer, wo sie die Bewohnerin gegen ihren Willen im Rollstuhl mitnimmt. Ich melde zaghaft Bedenken gegenüber diesem Vorgehen an.

Ergebnis: Sie saß circa 3 ½ Minuten im Aufenthaltsraum, als sie wieder in ihr Zimmer zurückgebracht wird, da wegen lautstarker Unmutsäußerungen (»ICH WILL IN MEIN ZIMMER! – Schreie«) die Weihnachtsmusik nicht mehr zu hören ist und kleine Kinder anfingen zu weinen.

Merke! Auch wenn es gut gemeint ist, hat die Selbstbestimmung der Bewohner oberste Priorität. Und manchmal haben auch Schüler mit der Einschätzung der Situation Recht.

11.2.5 Kommunizieren

»Russische Spezialität«

Situation: Frühdienst, ich biege gegen 07:15 Uhr um die Ecke des Flures und höre gut gelaunt Frau S. in der Wohnküche singen. Gleichzeitig rieche ich einen seltsamen, unangenehmen Geruch. Normalerweise wird die Küche erst gegen 07:30 Uhr durch die soziale Betreuung und die Küchenkräfte freigeschaltet (mit Strom versorgt).

Ergebnis: Ein Bild des Schreckens erwartet mich. Die Vorhänge und Gardinen der Wohnküche liegen halb auf dem Boden, halb in einem großen Suppentopf, der vor sich hin brodelt. Salz, Pfeffer, Mehl und Milch dekorieren Boden und Arbeitsfläche. Frau S. reicht mir stolz auf einem Löffel eine nicht näher definierbare weiße Masse. Ich soll probieren. Auf meine Frage, was das ist, bekomme ich in hartem Deutsch zu hören *»Russische Spezialität«.*

Merke! Ob sie, wie früher, Blenies machen und/oder die Vorhänge einer Kochwäsche unterziehen wollte, kann ich nicht rekonstruieren. Bei so etwas: Tief durchatmen, Kollegen zu Hilfe holen, wertschätzend den Fleiß der Bewohnerin anerkennen und einen Notruf an die Kollegen der Reinigung absetzen. Und alle Kolleginnen und Kollegen daran erinnern, den Strom auch tatsächlich abzuschalten.

»Da hinten ist Disco«

Situation: Im Nachtdienst kommt eine Bewohnerin zum Dienstzimmer und wirkt sehr aufgeregt. *»Kommen Sie, da hinten ist Disco!«.* Ich lausche und kann nichts hören. Trotzdem gehe ich mit und frage mich, was sie meinen könnte. Besagte Bewohnerin ist eingeschränkt orientiert.

Ergebnis: Ich stoße innerlich einen Schrei aus, als ich verstehe, was sie mir mitteilen möchte. Die von ihr beschriebene »Disco« stellt sich als die piepsende, sirrende und in bunten regenbogenfarben leuchtende Brandmeldezentrale am Ende des Flures heraus. Es war ein Voralarm, und die schnell angerufene Feuerwehr bestätigte, dass sie von unserem Haus keinen Notruf empfingen, noch nicht. Wir haben dann die Lagekarte überprüft und im Anschluss Sensor 43 auf dem Dachboden.

 Merke! Die Nacht verging wie im Flug, davon abgesehen hatte der Hausmeister den Auftrag, alle Sensoren in der Einrichtung zu reinigen. Diese hatten nämlich eine Fehlfunktion. Aussagen sind manchmal durch krankheitsbedingte Einschränkungen der Wahrnehmung, des Wortschatzes oder der kulturellen Herkunft verzerrt. Es lohnt sich, zweimal hinzuhören und dem nachzugehen.

»Putz ruhig schon mal die Zähne«

Situation: Während eines Praktikums, noch vor der eigentlichen Ausbildung, wollte ich den späteren Beruf kennen lernen. So wurde ich nach einer kurzen Einweisung in ein Zimmer geschickt, bewaffnet mit einer Pappnierenschale, Handtuch und Waschlappen. Ich sollte einer Bewohnerin (Bettlägerig, Pflegestufe 3), »schon mal« die Zähne putzen. Natürlich war ich entsprechend unsicher. Aber es hieß, dass sie »nicht mehr viel mitbekäme« und ich nur vorsichtig sein sollte.

Ergebnis: Ich stellte mich vor das Bett, stellte mich kurz vor und kommentierte jeden Schritt, den ich tat, sowohl um der Bewohnerin zu erklären, was ich tat, als auch, um mich selbst zu beruhigen. Mittendrinn, ich hatte schon von allem Möglichen erzählt, bat ich sie, den Mund etwas weiter zu öffnen, da ich dann besser an die hinteren Zähne käme. Sie öffnete die Augen, lächelte mich an und tat mir den Gefallen … Die Kraft, der ich zugeteilt war, kam hinzu und wunderte sich mit dem Kommentar »*Das ist echt selten, liegt vielleicht an der neuen Stimme, die kannte sie ja nicht*«.

 Merke! Ich war im ersten Augenblick geschockt. Wovon genau? Nun, dass die Bewohnerin, welche vermeintlich »nichts mitkriegt«, genau das Gegenteil bewiesen hat. Und dass sie auf mich reagiert hat. Vermeide Stereotype! Gehe von nichts aus, sondern mach dir dein eigenes Bild.

»Hilfe!«

Situation: Frau S. machte über den Tag einen sehr unzufriedenen Eindruck und ihrem Wunsch, zeitig ins Bett zu gehen, wurde nachgekommen. Sie bat die Pflegerin, das Fenster zu öffnen. Kaum war es offen, brüllte Frau S. aus Leibeskräften »Hilfe! Polizei! Mörder! Ich will nach Hause!«.

Ergebnis: Das Fenster wurde geschlossen und versucht, Frau S. zu beruhigen.

 Merke! Aus heiterem Himmel kann aus einer vermeintlich »normalen« Situation ein kaum nachvollziehbares Chaos entstehen. Bleibe ruhig und rufe zur Not Kollegen zu Hilfe.

»Ungeahnte Fähigkeiten«

Situation: Die Bewohnerin ist stark dement und zeigt »herausforderndes Verhalten«. Dabei kann sie sich nicht an Familienangehörige erinnern, wenn diese zu Besuch sind.

Ergebnis: Den neuen Auszubildenden Simon erkennt sie allerdings immer und kann ihn auch mit Namen benennen. Zudem fragt sie immer nach Simon, wenn dieser nicht da ist und zeigt sich in seiner Gegenwart immer liebevoll und freundlich.

Merke! Demenzielle Bewohner haben eine veränderte Erlebnis-, Gefühls- und Gedankenwelt. Ihre »Antennen« für Menschen sind mitunter anders eingestellt. Versuche, solche positiven Elemente bei der Planung und Durchführung von Betreuung und Pflege zu erkennen und zu berücksichtigen.

11.2.6 Essen und Trinken

»Milch fürs Frühstück«

Situation: Im Nachtdienst werden eine Kollegin und ich darauf aufmerksam, wie eine Bewohnerin mit beginnender Demenz versucht, die Einrichtung über die Feuertreppe zu verlassen (circa 02:00 Uhr im Winter, nur mit einem Nachthemd bekleidet). Die Kommunikation ist aufgrund eines Migrationshintergrundes erschwert. Es wird deutlich, dass sie für ihren (bereits lange verstorbenen) Ehemann Milch vom Bauern holen möchte, damit er frühstücken kann. Von diesem Plan ist sie nicht abzubringen. Damit die Situation entschärft werden kann, verwenden wir eine alte Milchkanne, die eigentlich zur Dekoration benutzt wird, und füllen ihr Milch hinein. Sie nimmt diese dankbar entgegen und geht zurück in ihr Zimmer.

Ergebnis: Am Folgetag besuche ich »meine« Einrichtung aus privaten Gründen und sehe zu meinem Erstaunen, dass zwei Kolleginnen aus der sozialen Betreuung versuchen, der Bewohnerin von der gestrigen Nacht die Milchkanne weg zu nehmen, was diese mit Nachdruck und den Worten »Das ist Milch für [Name]« abweist. Die Kolleginnen verneinen dies, was sich in zunehmender Aggression auf beiden Seiten aufschaukelt. Ich greife ein und weise darauf hin, dass die Bewohnerin durchaus Recht hat …

Merke! Wenn etwas übergeben wird an die nachfolgende Schicht … betone es lieber zweimal …

Verborgene Kräfte oder »Habe ich schon gegessen?«

Situation: Ich habe Nachtwache und kurz nach Mitternacht sitze ich hinter dem Computer, um einige Blutzuckerwerte einzugeben. Zwei Pflanzen geben mir Deckung, sodass man mich vom Flur aus kaum sehen kann. Während meiner Eingaben werde ich auf ein seltsames Geräusch aufmerksam, das auf mich zukommt. Zwischen den Blumen durchlinsend, erblicke ich Frau K., die sich langsam aber beständig barfuß der Wohnküche nähert.

Dazu muss man wissen, dass sie am Tage und ohne Begleitung, ohne ihren Rollator und ohne festes Schuhwerk keine drei Schritte tut. Nun sehe ich sie in beachtlicher Geschwindigkeit auf den Kühlschrank zuschreiten. Von meiner Deckung aus beobachte ich das Schauspiel. Und gehe nun meinerseits auf sie zu.

Ergebnis: Sie bedient sich munter aus dem Kühlschrank. Diverse Äpfel, Bananen, Joghurts. Da sie Diabetikerin ist, spreche ich sie freundlich an. Als sie mich bemerkt, klammert sie sich an ihren »Schätzen« fest und meint, dies sei alles ihres. Ich nicke ihr freundlich, aber bestimmt zu, dass sie sich *zwei Sachen* davon mitnehmen darf. Sonst könne ich dagegen nicht anspritzen.

 Merke! Böse funkelnd flüchtet sie auf ihr Zimmer. Ich räume indes den Kühlschrank wieder ein.

11.3 Klausurvorlagen/Tests

11.3.1 »Ich muss hier weg!«

Datum _____ Name/Vorname_____
Klasse _____ Lehrkraft _____

Handlungssituation: Gabriela Letícia Perreira (79 Jahre alt) hat den Großteil ihres Lebens in Brasilien verbracht. 2011 ist sie mit ihrem Mann von Rio de Janeiro zu ihrer Tochter nach Hachenburg gezogen, um dort in einem betreuten Wohnen zu leben. Hier kam der Pflegedienst morgens und abends, um bei der Essenszubereitung und Grund- bzw. Abendpflege zu unterstützen (Grad I). Die Einweisung erfolgte in Absprache zwischen Pflegedienst, Hausarzt und der Tochter, da Frau Perreira in bedenklichem Maße Absprachen und Termine vergisst, Haushaltsgegenstände falsch lagert, z. B. Brille im Kühlschrank und kürzlich ihre Pflegerin nicht einlassen wollte, da sie »sie nicht kenne«. Frau Perreira wurde auf der Gefäßchirurgie aufgenommen. Es wird eine vaskuläre Demenz vermutet, da sich die Beschwerden tagesformabhängig bessern oder verschlechtern. Der pflegerische Umgang ist teilweise herausfordernd, da sie zwar perfekt Spanisch spricht, ihr Deutsch aber laut der Tochter schlechter wird. Die Sprache beherrschte sie recht sicher. Als sie nach der Übergabe im Spätdient nach ihr sehen wollen, schimpft sie: »*Was tun Sie in meiner Casa?!*«

112
Zu bearbeitende Fragestellungen:

1. Nennen Sie zwei relevante Ressourcen aus dem Fall!
   (___/2)
2. Nennen Sie drei Demenzformen!
   (___/3)

3. Welche Symptome sind ein Zeichen von Demenz?
   (____/2)
4. Erklären Sie den Satz: »*Das Gedächtnis verschwindet von vorne nach hinten*«(____/4)
5. Was versteht man unter dem Begriff »Scheindemenz«?
   (____/4)
6. Welche allgemeinen Kommunikationsregeln sind zu beachten?
   (____/4)
7. Beschreiben Sie, wie Sie auf Frau Perreira reagieren.
   (____/4)

Maximale Punkte:	Davon erreicht:	Note:	HZ Lehrkraft
23	____ (In %_____)		

Möglicher Erwartungshorizont

1. Nennen Sie zwei relevante Ressourcen aus dem Fall!
   – Sie spricht Deutsch und Spanisch
2. Nennen Sie drei Demenzformen!
   – Vaskuläre Demenz, Alzheimer-Krankheit, Korsakow-Syndrom.
3. Welche Symptome sind ein Zeichen von Demenz?
   – Vergesslichkeit, Verlegen von Gegenständen
4. Erklären Sie den Satz: »Das Gedächtnis verschwindet von vorne nach hinten«
   – Die aktuellen Erinnerungen werden am schlechtesten »eingespeichert«, d. h., das Kurzzeitgedächtnis leidet als erstes. Dies schreitet voran und greift auf das Langzeitgedächtnis über, darum fallen viele Betroffene »in eine kindliche Phase« zurück, weil sie sich selbst so wahrnehmen.
5. Was versteht man unter dem Begriff »Scheindemenz«?
   – Eine Scheindemenz ähnelt von den Symptomen einer Demenz, die Ursachen sind jedoch reversibel. Ein Vitamin- und Wassermangel kann ähnliche Symptome verursachen, ebenso eine Depression.
6. Welche allgemeinen Kommunikationsregeln sind zu beachten?
   – Langsam sprechen, deutlich reden, einfache Sätze, entspannte Körpersprache, keine Drohhaltung, ggf. weggehen, um die Lage zu entschärfen.
7. Beschreiben Sie, wie Sie auf Frau Perreira reagieren.
   – Ich versuche, sie zu validieren und nehme ihre Gefühle ernst. Ich spreche in einfachen Sätzen und je nach Situation erkläre ich ihr, wo sie sich befindet. ROT, Validation nach Feil und Richard können helfen, dies muss jedoch in der Situation versucht werden.

11.4 Checkliste/Verweise

Brigitta Schröder (2021). Spiritualität Raum geben. Wie der Blickrichtungswechsel Menschen mit und ohne Demenz ermutigen kann. Kohlhammer

Großklaus-Seidel, Marion (2023). Ethik im Pflegealltag. Wie Pflegekräfte ihr Handeln reflektieren und begründen können. Kohlhammer

Schilder, Michael; Philipp-Metzen, Elisabeth (2022). Menschen mit Demenz. Ein interdisziplinäres Praxisbuch: Pflege, Betreuung, Anleitung von Angehörigen. 2. Auflage. Kohlhammer

Kapitel 12: Übergreifende Themenelemente und Einstiege

Die nachfolgenden Impulse können für Einheiten zur freien Arbeit/Bearbeitung regionalspezifischer Fachinhalte oder auch als Themeneinstieg verwendet werden.

12.1 Impuls Was ist »Alter«?

Alter und Altern erfolgen auf verschiedenen Ebenen. So gibt es einerseits:

- Das biologische Alter, ausgehend von den Körperzellen,
- das soziale/gesellschaftliche Alter, dass einem durch die Umwelt »vermittelt« wird und
- das kalendarische Alter.

12.1.1 »Alter – Könnt Ihr Euch mal entscheiden?!«

Peter Fock (24 Jahre alt) und seine Cousine Anja (15 Jahre alt) treffen sich auf einen Kaffee im Bistro.

Peter: »Na du, warum so ein Gesicht?«

Anja: »Ach, hör mir auf! Ich bin noch genervt von letztem Sonntag, Omas Geburtstag! Ich sollte Meret [7] und Tim [12] beschäftigen, aber das war mir echt zu kindisch! Und bei den Erwachsenen sitzen zu langweilig, das Gerede über Politik, Rente und Alterskrankheiten«. Als mich Tim genervt hat, hab' ich ihn weggeschickt, da hieß es von Mama, ich solle als Ältere die Klügere sein und mit ihm spielen. Meret hat gequengelt und mich als blöde alte Tante beschimpft.«

Peter: »Verstehe, du bist altersmäßig ja noch irgendwo dazwischen, nicht böse gemeint. Ich hatte auch meinen Spaß. Alle Tanten fragten, wann ich denn heirate, ich wäre ja immerhin schon fast ein alter Onkel mit 24. Aber ich will noch nicht. Abgesehen davon, erstmal jemanden finden, der zu einem passt. Und nicht wie damals mit 16 …«

Anja: (Lacht) »Die Oma hat sich über dein Geschenk sehr gefreut.«

Peter: (Rollt mit den Augen) »Ja die Pflegecreme hab' ich aus einem Kosmetikladen. Und dann fragt mich das Mädel, ob ich schon mal

	ne Hauttyp-Beratung gehabt habe. Ich hätte einfach ja sagen sollen. Als ich meinte, ich wär erst 24, hat sie mir gleich vier Probepackungen für die »reife Haut« mitgegeben.«
Anja:	(Nippt am Kaffee und öffnet die Webseite eines Autohändlers) »Ist der nicht schön? 12.000 €, aber ein tolles Auto, den will ich später mal fahren. Ich spare ja schon auf den Führerschein. Und was sagt Opa dazu? Dafür bist du noch zu jung und zu klein, um an sowas zu denken. Willst du nicht lieber Singstar spielen oder was malen?«
Peter:	»Der ist Mitte 80, was erwartest du? Aber er nutzt rege das Internet, immerhin- ungewöhnlich für sein Alter, aber ich finde das gut – noch besser wäre es, wenn er sich das erklären lassen würde. Er lädt alles runter, was ihn interessiert, die Virenschleuder. (lacht)Anja: »Vielleicht, dass die sich mal entscheiden, wann ich für was zu alt oder zu jung bin!«
Peter:	»Das durfte ich neulich erleben, wollte online meinen Lieblingsshooter zocken. Zwei meinten, ich sei zu alt, von wegen Reaktionsvermögen und so. Die waren 19«.
Anja:	»Und, wie ging es weiter?«
Peter:	»Die drei haben vielleicht Reaktionsvermögen, aber ich hatte Erfahrung mit der Karte und mein Lieblingsgewehr mit genug Munition. Hab' den Fritzen gezeigt, was ich von Altersdiskriminierung halte.«

Fragen:

1. Haben Sie in der Familie ähnliche Erfahrungen gemacht?
2. Welches soziale/gesellschaftliche Alter wird Peter und Anja zugeschrieben?
3. In welchem Alter »fühlen« sich beide?
4. Wie bewerten Sie Peters Aussage über den Großvater in Bezug auf das Internet?

12.2   Impuls: Kriminalität im Alter

»Kriminalität« und »Alter« sind zwei Begriffe, welche spontan eher in einseitigem Kontext zueinanderstehen, in Form von Viktimität[1] älterer Menschen. Und doch gibt es bei differenzierter Betrachtung zahlreiche weitere Aspekte zu berücksichtigen, ältere Menschen als Täter, älter

---

1   Als Opfer von Kriminalität: Enkeltrick, Taschendiebstahl, Abofalle, »Kaffeefahrten« [Betrug], Einbruch

werdende Strafgefangene oder erst im Alter auffällig werdende Personen. Einer der durch die Medien bekanntesten Fälle dürfte die Berichterstattung über die »Opa-Bande« aus dem Jahr 2005 sein. Was führt dazu, dass drei ältere Herren zwischen 64 und 74 Jahren kriminell aktiv sind? Bereits an dieser Stelle muss genauer differenziert werden. Einerseits gibt es die »Gruppe älterer«, welche erst im höheren Alter erstmals straffällig werden, z. B. wegen Altersarmut. Die Definitionen wechseln hier zwischen 50–60+, andererseits gibt es die Gruppe polizeilich auffällig gewordener Menschen, die wiederholt Gäste einer JVA sind oder aber längere Haftstrafen verbüßen und während dieser Zeit erheblich altern *(vgl. Albrecht, 2022)*.

Alterskriminalität

Dient als Oberbegriff und umfasst keine einheitliche Definition; Menschen zwischen bzw. ab 50–65 Lebensjahren werden davon erfasst. Es beinhaltet physisch/psychisch ausführbare Delikte für ältere Menschen.

Spätkriminalität

Hierunter fallen erstmalig polizeilich in Erscheinung tretende (ältere) Menschen, zwischen bzw. ab 50–65 Lebensjahren.

In der PKS[2] werden die Deliktarten aufgeführt, in denen Menschen ab 60 Jahren hauptsächlich agieren (▶ Tab. 13).

Deliktart	Beschreibung/Beispiele	
Rohheitsdelikte	Körperverletzung, Nötigung, Drohung	Tab. 13: Delikte
Eigentumsdelikte	Ladendiebstahl	
Betrugsdelikte	Tankbetrug/Warenbestellungen; Erschleichen von Leistungen: Schwarzfahren	
Sonstige	Sachbeschädigung, Beleidigung, Hausfriedensbruch, Umweltdelikte	

Die Justizvollzugsanstalten haben je nach Art der Spezialisierung verschiedene Sicherheits- und Unterbringungsstandards für Gefangene. Ein Großteil der Einrichtungen ist auf die Anforderungen jüngerer Personen ausgerichtet, für Inhaftierte mit körperlichen Einschränkungen (Behinderung/Alter) gibt es wenige angepasste Institutionen, im Jahr 2020 in fünf Bundesländern ca. 9 Einrichtungen *(vgl. Kenkmann et al. 2020; Vgl. Görgen & Greve, 2005)*.

---

2 Polizeiliche Kriminalstatistik

JVA Detmold LÄA (»Lebensälteren-Abteilung«): 1961 wurde diese JVA als Untersuchungshaftgefängnis konzipiert und hat eine Kapazität für die Aufnahme von 160 Gefangenen. 1/3 belegen Zellen der Untersuchungshaft, 2/3 belegen die sozialtherapeutische Abteilung und die Lebensälterenabteilung (lange Haftstrafen). Die Lebensälterenabteilung weist gelockerte Haftbedingungen auf. Durch die Trennung von jüngeren Gefangenen entfallen »Machtkämpfe« weitgehend. Der Anteil älterer Insassen ist steigend, die bisherige soziale Absicherung im Alter sowie Resozialisation im Anschluss an die Haft sind oft unzureichend. Der Strafvollzug ist strukturell nicht auf Pflege ausgelegt, eine Anpassung, letztlich auch aufgrund des demographischen Wandels, wird in der Zukunft immer notwendiger werden.

Abschließende Zusammenfassung und Sicht auf den Handlungsbedarf

Altershomogener Strafvollzug hat jeweils Pro- und Kontra-Argumente. Für eine altershomogene Haft spricht die angepasste und stressreduzierte Umgebung, es werden Machtkämpfe mit jüngeren Insassen vermieden. Ältere Häftlinge sind die unauffälligere Gruppe, und etwaiger Pflegebedürftigkeit kann besser begegnet werden. Dagegen spricht eine kostenintensive Anpassung der (baulichen-) Strukturen einerseits, sowie die dadurch entstehende »Sonderbehandlung« gegenüber jüngeren Häftlingen. Zudem müssten Sicherheitsstandards und Regeln herabgesetzt werden *(vgl. Hermanns, 2003; Vgl. Görgen & Greve, 2005)*.

Impulse:

1. Wie können zukünftigen Herausforderungen des Justizvollzugssystems in Bezug auf älteren Gefangenen begegnet werden?
2. Was halten Sie von folgenden Varianten?
   a) Inhaftierte pflegen einander.
   b) Pflegeheime in JVA integrieren.
   c) Inhaftierte in Pflegeheime verlegen.
   d) Pflegekräfte kommen morgens in die JVA.
3. Recherchieren Sie: Wie haben sich die Zahlen entwickelt?

Empfehlungen:

- Youtube: Kanal: »Podknast«: »Alt trifft jung« (2011)
  https://www.youtube.com/watch?v=6NaptJFutqo
- Youtube: Kanal: »Podknast«: »Lebensälterenabteilung« (2013)
  https://www.youtube.com/watch?v=_YaaV9EIu8M
- Alt und kriminell: Deutsche Rentner hinter Gittern | SPIEGEL TV (2013)
  https://www.youtube.com/watch?v=yxiRcn0QIJs

12.3   Impuls: A-A-L & Robotik in der Pflege

Die technische Entwicklung einerseits und eine weltweit alternde Bevölkerung andererseits führen zu neuen und kreativen Möglichkeiten, das Wohnen in den eigenen vier Wänden zu verlängern bzw. Pflegekräfte in ihrer Arbeit zu entlasten. Ethisch erscheinen manche dieser Wege jedoch zumindest diskussionswürdig. Als Service-Roboter, interaktive Sozialsysteme oder Hebe-Systeme werden diese in Pilotprojekten eingesetzt, Japan ist hier Vorreiter.

1. Recherchieren Sie den Begriff »AAL – Ambient Assisted Living«: Was versteht man darunter?
2. Lesen Sie sich in die nachfolgende Übersicht ein und diskutieren Sie diese Möglichkeiten:
   - Roboter-Assistenzsysteme für Pflege, Betreuung, Service
     - »Babyrobbe Paro«
     - »Riba«
     - »Care-o-bot«
     - »Robear«
     - »Garmi«
   - »Smart Home Technik«
     - Hausnotrufsysteme, Mikrofone, Kameras
     - Automatische Rollladensteuerung
     - Sturz-Detektoren, Sprachsteuerung
     - Sensoren an Wasch- und Spülmaschine oder Lichtschranken an den Türen
     - Videokonferenz mit Angehörigen/Arzt
     - Geruchssensoren (Inkontinenz, Zucker, Schweiß)
   - Prothesen und Robotik
     - Roboteranzug (»Exoskelett«) der Firma Cyberdyne für Pflegekräfte und ältere Menschen
3. Wie stark wird Ihr eigenes Leben von Technik bestimmt, z. B. durch Smartphone, Alexa, Siri und Co.?
4. Überlegen Sie, inwieweit »AAL« als nicht medikamentöse Begleitung von Demenz:
   a) Ethisch vertretbar ist und b) Technisch realisierbar ist
5. Welche Chancen und Grenzen sehen Sie als angehende Pflegefachkraft?
6. Welche dieser Angebote können Sie sich für sich selbst oder Familienmitglieder vorstellen?
7. Bewerten Sie das Statement:
   »Im Altenheim haben die Leute ja schon kaum Privatsphäre, aber diese AAL-Sache ist doch die totale Überwachung und Entmenschlichung! Tracking und dann auch noch überall Sensoren, die messen, aufzeichnen und am besten noch alles in die Cloud senden! Echt jetzt, eine mechanische Babyrobbe a la Furby, statt einer echten Katze oder eines Hundes. Roboter, die dich morgens wecken und drehen ...«

Stichworte: Pflegeroboter, Service-Roboter, Betreuungsroboter, AAL

 Tipp:
Meißner, Anne; Kunze, Christophe (Hrsg.) (2020). Neue Technologien in der Pflege. Wissen, Verstehen, Handeln. Kohlhammer

12.4 Impuls: Gewalterfahrungen in der Pflege

Sie kann sowohl von Pflegekräften, Angehörigen als auch von zu Pflegenden oder auch der Einrichtung ausgehen. Die WHO versteht darunter: »*Unter Gewalt [gegen ältere Menschen] versteht man eine einmalige oder wiederholte Handlung oder das Unterlassen einer angemessenen Reaktion im Rahmen einer Vertrauensbeziehung, wodurch einer [älteren] Person Schaden oder Leid zugefügt wird.*«

Berücksichtigt werden muss zudem, ob es sich um eine absichtliche oder unbeabsichtigte Grenzüberschreitung handelt oder ob es (auch) krankheitsbedingte Veränderungen gibt. Hier sind ggf. Rückzug oder die Durchführung von Pflegemaßnahmen zu zweit erforderlich. Liegt keine kognitive Einschränkung vor, haben zunächst das mildeste und angemessenste Mittel zur Problemlösung Vorrang, z. B. in Form von Gesprächen. Gewalt in der Pflege umfasst verschiedene Ebenen, exemplarisch:

- Körperlich/physisch:
  Schubsen, schlagen, kratzen, beißen, Gegenstände werfen, bewusst zu warmes oder zu kaltes Wasser verwenden, warten lassen beim Toilettengang, Berührung ohne Erlaubnis (Intimpflege), Medikamentengabe zur Ruhigstellung; Wegnahme von Hilfsmitteln (…)
- Psychisch/verbal:
  Drohen, abwerten, Ironie/Sarkasmus, schreien, aber auch das Anschweigen (…)
- Emotional:
  Sehr distanziertes Auftreten; positive Signale ignorieren; Wunsch nach gleichgeschlechtlicher Pflege ignorieren, Vernachlässigung (…)
- Strukturell/kulturell:
  Zeitfenster pro zu pflegende Person, Essenszeiten, häufig Aufstehzeiten, feste Duschpläne, finanzielle Ausbeutung, Missachtung von (religiösen) Gewohnheiten (…)

Ursachen können sein: Überforderung, Antwort auf eine Aggression, Reizung, fremde Umgebung, Stressoren (Lärm, Hektik)

Wichtig! Pflegekräfte sollen sich zum Selbstschutz besser zurückziehen, falls körperliche Gewalt droht. Ist dies nicht möglich, darf die mildeste, gebotene

Gewalt eingesetzt werden, um körperliche Unversehrtheit zu gewährleisten. Sexualisierte Gewalt in verbaler und körperlicher Form (anfassen) verbal sofort unterbinden und Kollegen zu Hilfe holen, sowie:

a) an die Leitungsebene weitergeben,
b) dokumentieren!

Eine weitere Möglichkeit besteht darin, gezielt Fortbildungen zu Deeskalationstrainings und Kommunikation bei herausforderndem Verhalten zu besuchen und ggf. im Rahmen von Qualitätszirkeln und Fallbesprechungen in der Einrichtung zu thematisieren. Auch im Rahmen des (einrichtungsinternen) Qualitätsmanagements können Standards erarbeitet und als Handlungshilfe herangezogen werden.

Fragen:

1. Welche Erfahrungen haben Sie mit Gewalt in der Pflege?
2. Welche Formen von Gewalt wurden in der Aufstellung oben nicht genannt?

12.5 Impuls: Die eigene Karriere im Blick

Nachfolgend sollen mögliche Wege für die eigene Karriere bezüglich horizontaler/vertikaler Aufstiegsmöglichkeiten sowie die Vorbereitung von Beurteilungsgesprächen thematisiert werden.

»Wer seinen eigenen Weg geht, dem wachsen Flügel«
(Buddha)

Die Fortbildung

Regelmäßige Fortbildungen sind notwendig, um in der Berufspraxis auf dem aktuellen Wissensstand zu bleiben. Fortbildungen sind Qualifizierungsmaßnahmen, die zumeist von kurzer Dauer sind und bestimmte Themenfelder behandeln, z. B. Demenz.

Die Weiterbildung

Weiterbildungen dienen der Spezialisierung, der Erweiterung der beruflichen Aufgabenfelder oder dem beruflichen Aufstieg. Als Spezialisierung kommt zum Beispiel eine Tätigkeit im gerontopsychiatrischen Bereich oder im Hospiz in Betracht. Eine Erweiterung des beruflichen Aufgabenfeldes erfolgt dagegen beispielsweise durch die Qualifizierung zur Praxisanleiterin beziehungsweise zum Praxisanleiter oder zur Hygienefachkraft, auch im Bereich Qualitätsmanagement, Wohnbereichsleitung/Pflegedienstleitung. Da die Dauer von Weiterbildungen in der Regel zwischen mehreren Monaten bis zu zwei oder drei Jahren betragen kann, werden neben den klassischen Seminaren auch neue Lernformen, wie E-Learning und Fernstudiengänge angeboten.

Das Studium

Mit der abgeschlossenen Berufsausbildung sind, je nach Bundesland verschiedene Zugänge zu Pflegestudiengängen möglich. Es besteht auch die Möglichkeit, bereits im Unterkurs parallel mit einem Bachelorstudiengang zu beginnen (Bsp.: »Gesundheit und Pflege«).

Beurteilungsgespräche planen

Typ: Zwischenbeurteilungen, Praxisblock-Beurteilungen, Probezeit oder Jahresbeurteilungen

Ziel: Strategische Kombination von Selbst- und Fremdeinschätzung, festlegen von Zielen

Neutral formuliert, dient eine Beurteilung dem Abgleich von erwarteter und erbrachter Leistung, Engagement soll hier ebenso festgehalten werden wie festgestellte Defizite. Häufig werden diese anhand von Checklisten überprüft:

- Abgleich der Ziele im festgesetzten Beurteilungszeitraum
- Selbstständigkeit, Gründlichkeit, Arbeitsweise (aktiv-passiv)
- Kommunikationsverhalten (Intro-Extrovertiert)
- Höflichkeit, Umgang mit Kollegen
- Auftreten und (äußere) Erscheinung
- Pünktlichkeit, Lernstand, Lernwille und Motivation
- Eigeninitiative; Einbringen von Ideen; Beteiligung an Fort und Weiterbildung
- Umgang mit Kritik …
- …

Naturgemäß gehen hier die Selbst- und Fremdwahrnehmung häufig auseinander, aus unterschiedlichen Gründen. Skalen und Checklisten werden in der Regel zur Visualisierung genommen.

Es kann zu systematischen Verzerrungen durch die Person des Beurteilers kommen:

- (Unbewusste) Vergleiche mit Kollegen/Mitschülern (m-w-d)
- Anlegen sachfremder Kriterien (*Gleiches Ergebnis, aber Frau M. hat noch Kinder zu versorgen und wird bevorzugt*)

182

- rosa Brille bzw. dunkle Brille durch Vorurteile und Stereotype
- ökonomische Gründe *(der Posten wurde schon jemandem versprochen)*
- Vorgaben der höheren Instanzen über der beurteilenden Person, d. h. man wird gelobt, aber mehr Gehalt etc. ist aus (vorgeschobenen) wirtschaftlichen Gründen nicht drin
- die Erstbeurteilung fällt schlechter aus, da man »ja gerade von der Schule kommt« oder im ersten Praktikum
- die Hierarchie setzt eine gewisse Zeit vor Ort voraus, um »gut sein« zu können
- die beurteilende Person verlässt sich auf »Flurfunk« von Kollegen *(was positiv und negativ sein kann)*, ohne sich selbst ein objektives Bild zu machen
- statt eines ganzen Zeitraumes werden die zuletzt aufgenommenen Eindrücke zur Bewertung herangezogen *(Das Einspringen Anfang Januar ist vergessen, die eine Woche Ausfall vor zwei Monaten ist noch im Gedächtnis)*

Zusammenfassung: Vorbereitung auf ein Beurteilungsgespräch:

- Was für ein Gespräch ist es?
  Erstelle dir eine Liste mit Zielen, was du erreichen, aber auch vermeiden möchtest. Was soll angesprochen werden?
- Wer nimmt alles daran teil?
  Ist es ein »Vier-Augen« Gespräch, wird es mit einer weiteren Person (Anleiter/in?) stattfinden?
- Was für ein Zeitraum wird betrachtet?
  Notiere Positives, aber auch Punkte, an denen Du dich verbessern kannst.

Regeln für ein Mitarbeitergespräch

- Kommunikation: Beachte die Wirkung von Ich/Du/Wir Botschaften
- Sach- und Beziehungsebene trennen nach Möglichkeit
- Selbstbild- und Fremdbild in Gesprächen filtern
- Gezielt Rückfragetechniken: Wer, Was, Wann, Wie, Weshalb, Womit?

Obgleich Arbeitszeugnisse thematisch ganze Regalreihen füllen können und hier nur eine beispielhafte Einführung enthalten, ist die Sprache von- und in Arbeitszeugnissen höchst relevant. Es gibt standardisierte Software, um Arbeitszeugnisse aller Notenstufen zu erstellen, viele Ausstellerinnen und Aussteller verlassen sich hierbei auf ihre Erfahrung. Problematisch ist es vor allem, wenn Zeugnisaussteller mit »älteren« Formulierungen arbeiten und die Bedeutung sich im Laufe der Jahre gewandelt hat. Die vertiefte Auseinandersetzung mit der »aktuellen Sprache« wird dringend empfohlen. Nachfolgend sollen zwei Textbeispiele illustrieren, was hinter den Botschaften in Arbeitszeugnissen stecken kann:

»Frau M. war stets bemüht, den ihr aufgetragenen Arbeiten gerecht zu werden. Mit ihrer lockeren Art hatte sie schnell die ganze Belegschaft hinter sich. Zu ihren Stärken kann gezählt werden, dass sie bis in die Abendstunden für eine

Auflockerung des Betriebsklimas mit einigen Kollegen sorgte und auch mit den Kunden stets kumpelhaft umzugehen wusste. Ihrem zukünftigen Arbeitgeber wünschen wir mit Frau M. viel freude«

Liest sich im ersten Moment nicht schlecht? Hier folgt die Übersetzung:

»Frau M. war stets bemüht, den ihr aufgetragenen Arbeiten gerecht zu werden. [War sie bemüht, oder hat sie es geschafft?] Mit ihrer lockeren Art hatte sie schnell die ganze Belegschaft hinter sich. [klingt wie ein Lynch-Mob]. Zu ihren Stärken kann gezählt werden, dass sie bis in die Abendstunden für eine Auflockerung des Betriebsklimas mit einigen Kollegen sorgte [»Saufen« und verkatert zur Arbeit?] und auch mit den Kunden stets kumpelhaft umzugehen wusste [Kumpelhaft suggeriert keinen geschäftlichen, angemessen Umgang]. Ihrem zukünftigen Arbeit- geber wünschen wir mit Frau M. viel freude« [liest sich seltsam, ist der Rechtschreibfehler ein Fehler oder soll es die »kleine Freude« unterstreichen?]

Ein positiveres Beispiel:

»Frau M. hat stets alle Aufgaben zu unserer vollsten Zufriedenheit erledigt. Mit ihrem Einsatz im Qualitätsmanagement, der über gewöhnliches Engagement hinausgeht, unterstützte Frau M. maßgeblich im 1. Quartal die Optimierung der Essensausgabe auf den Wohnbereichen. Wir bedauern ihr Weggehen außerordent- lich und wünschen ((Frau M./Sandra Müller)) ihr für den weiteren Berufsweg alles Gute.«

Wo ist hier der Unterschied? Nun, der erste Satz spricht für sich. Dann wird Bezug auf ein konkretes Projekt genommen, in dem sie sich eingebracht hat. Zudem wird das Weggehen bedauert. Im letzten Satz gibt es mit der Klammer noch eine weitere Verstärkung. Die Grundform ist positiv, es wird sogar in den persönlichen Bereich übergegangen, dies unterstreicht mitunter eine sehr positive Verabschiedung aus dem Betrieb.

Links

Zum Thema Arbeitszeugnisse »lesen lernen«: http://arbeits-abc.de/arbeitszeugnis (2022)
Zum Thema Studium: https://www.pflegestudium.de/studiengaenge/gesundheit/ (2022)
IHK: Leitfaden Beurteilung und Beurteilungsgespräch: www.ihk-nordwestfalen.de (2022)

Frage: Welche Karriereschritte können Sie sich vorstellen?

12.6   Impuls: »Silver-Surfer«

Dieser Abschnitt soll kurz die Potenziale und Gefahren thematisieren, die bei dieser wachsenden Nutzergruppe auftreten können und die auch für Pflegeeinrichtungen relevant sind. Häufig erfolgt eine Einteilung der Nutzerinnen und Nutzer in sogenannte »Digital Natives« und »Digital Immigrants«. Die erste Gruppe wächst mit neuen Medien wie Computer und Internet, Handy bzw. Smartphones und sozialer Netzwerke auf und kann recht schnell damit umgehen. Die zweite Gruppe erlernt im Laufe ihres Lebens den Umgang mit diesen Geräten und benötigt vergleichsweise, in Abhängigkeit des Interesses, der Technikaffinität und der gegebenen Unterstützung, länger für die Einarbeitung. Altersbedingt werden bei Kindern im Umgang mit Internet und Co. große Vorsicht und Besorgnis an den Tag gelegt, bei älteren Nutzern jedoch eher selten. Mit dem Zuwachs dieser Nutzergruppe steigt jedoch die Gefahr einer (Selbst-)Schädigung, sofern keine Aufklärung und Begleitung erfolgt.

Beispiele für die Notwendigkeit einer Begleitung und Trainings in Einrichtungen:

- Ein Pop-Up-Banner taucht auf dem Bildschirm auf. Herr L, 78, fragt erschrocken, »ob er tatsächlich jetzt ein Haus gekauft habe«.
- Herr W. erhält mehrere E-Mails, auf die er alle reagieren möchte, weil eine angeblich eine alte Freundin sein Facebook-Profil gesehen hat und seine finanzielle Hilfe benötigt (er hatte nur keines).
- Herr W. soll seiner Bank (30 Jahre Kunde) die Kontodaten inklusive Kartennummer und PIN per E-Mail bestätigen (dies kam selbst ihm merkwürdig vor).
- Diverse Werbemails für günstige Medikamente und Spendenaufrufe, die zur Eingabe seiner Bankdaten aufgefordert haben.
- Beim Surfen sieht Frau S. den Link zu kostenlosen Downloadangeboten, Rätsel, Musik, Kochrezepte: Sie versteht nur bedingt, dass dies eine Abo Falle ist.
- Frau L. erhält eine Whatts-App von ihrer Enkeltochter mit der Bitte, ihr 200 € zu überweisen.
  Als ich nachforsche kommt heraus, dass es sich um »fraud« (Betrug) handelt.
  »Enkeltrick-Betrug« wird auch via E-Mail und Messenger versucht.
- Herr M. surft über den Computer der Verwaltung, da sein eigener Computer in Reparatur ist und er nur Mails checken möchte. Dabei öffnet er einen Link zu einer Webseite mit Onlinespielen. Einen Tag später ist besagter PC wegen Virenverseuchung außer Gefecht, und mit ihm die Dienstpläne und Backups.
- Frau I. muss nur den Reiter »Gratis-Abo« oder »Kostenlose Probe« sehen und klickt darauf. Das Pflegeheim (Lieferadresse) wird täglich von Lieferfahrzeugen umzingelt und die Verwaltung belagert.

- Pflegeeinrichtung bzw. Träger bekamen eine Abmahnung seitens des Rechteinhabers, da eine Bewohnerin für sich und ihre Enkel Musik heruntergeladen hatte. Die Beschäftigten standen natürlich zuerst im Fokus, bis man die IP der Bewohnerin zuordnen konnte.

Dies sind exemplarische Gefahren, denen begegnet werden muss. Der Nutzen liegt klar in einer neuen Form von Aktivierungsmaßnahme, da Heimbewohner via Messenger (Skype etc.) mit Freunden und Angehörigen kommunizieren können, ihren Interessen im Internet nachgehen und ggf. auch Gesundheitssorge und Aufklärung in Form von Weblogs und Videos besser umsetzen können. Dennoch sind eine Einführung und Begleitung durch technisch versierte Pflegekräfte sinnvoll. Tipp: Neben Blogs älterer Nutzerinnen und Nutzer ist speziell dieser einen Besuch wert, um »lebenslanges Lernen« und mediale Fähigkeiten zu verdeutlichen: Shirley Curry, mit 82 Jahren zurzeit älteste Spielerin von Computerspielen und Bloggerin.

Link: https://www.youtube.com/c/ShirleyCurryTheOlderGamer
Bundesministerium für Familie, Senioren, Frauen und Jugend (Hrsg.) (2020). Achter Bericht zur Lage der älteren Generation in der Bundesrepublik Deutschland: Ältere Menschen und Digitalisierung. Publikationsversand der Bundesregierung. Drucksache 19/21650. Berlin.

12.7 Impuls: Der ältere Patient im Krankenhaus

Es gibt viele Herausforderungen im Kontakt mit zu Pflegenden. Ältere Patientinnen und Patienten stellen hier keine Ausnahme dar, darum soll dieses Impulsblatt die Ressourcen von Pflegekräften aufzeigen sowie die Bedürfnisse von älteren Menschen in diesem Setting beleuchten.

1. Welche Erfahrungen mit älteren Patientinnen und Patienten haben Sie bereits gesammelt?
   Was war hieran besonders prägend?
2. Betrachten Sie die nachfolgende Tabelle (▶ Tab. 14) und entwickeln Sie mögliche Lösungen!

Situation Älterer im Krankenhaus[3]	Ressource der Pflegekräfte
Je nach Freundeskreis/Familie viel, wenig oder kein Besuch.	*Seelsorge des KH, Besuchsdienst*
Orientierung kann eingeschränkt sein.	*Bei Kontakt orientieren*
Ungewohnte, Laute, Hektische Umgebung mit fremden Menschen	*Reize nach Möglichkeit reduzieren, Geräte leiser stellen, Störquellen wie Radio/TV abdrehen, wenn möglich, Ruhe vermitteln*
Eingeschränkte Mobilität	*Zeit einplanen für Mobilisation, zu zweit arbeiten*
Eingeschränkte Fähigkeit zur Beschäftigung	*Individuelle Maßnahmen*
»Hinlauftendenz«/Demenz	*Zimmer nah am Stationszimmer, Sozialdienst*
Unruhe/Nervosität	*Vgl. Beispiele oben*
Polypharmazie, dadurch verschiedene Effekte	*Wechsel/Nebenwirkungen abgleichen*
Angst	*Vgl. Beispiele oben*
Eingeschränkte Wahrnehmung	*Hilfsmittel (Brille, Hörgeräte, Licht) nutzen und funktionsfähig halten*
Eingeschränkte Nahrungsaufnahme	*Nach Möglichkeit Lieblingsessen, Gesellschaft, Unterstützung einplanen*
...	

Tab. 14:
Ältere im
Krankenhaus

12.8 Impuls: Pflege und Migration

Im Rahmen kultursensibler Pflege wird das Thema der Migration zunehmend relevant. Wie bereits in vorherigen Abschnitten angesprochen, sind das Wissen um religiöse und kulturelle Unterschiede wichtig, um die Versorgung und Betreuungsleistungen auf Seite der zu Pflegenden zu optimieren und Ressourcen von Pflegekräften mit anderen Wurzeln in den Pflegeprozess einzubringen.

»Von Migration spricht man, wenn eine Person ihren Lebensmittelpunkt räumlich verlegt. Geschieht dies innerhalb der Grenzen eines Landes, wird dies als

---

3 Allgemein gehalten, hier: Ab 65 mit unterschiedlicher Gesundheitslage

Binnenmigration bezeichnet. Von internationaler Migration spricht man dann, wenn dies über Staatsgrenzen hinweg geschieht. Die internationale Migration nach und von Deutschland beinhaltet die Zu- und Fortzüge über die Grenzen des Landes (Außenwanderung).« (Vgl. *Razum & Spallek, 2012;* Vgl. Holstein & Kindervater, 2018).

»Migratio« bedeutet Wandern und die Ursachen hierfür lassen sich differenzieren:

- Kulturelle Herkunft zum Ursprung der Familie oder als Nachzügler
- Gründe der Migration und Rechtlichem Status
- Individueller Erfahrung der eigenen Migrationsbiografie, z. B. »Gastarbeiter«
- (Spät-)Aussiedler
- Angehörige aus anderen Ländern als Wirtschafts-, Klima- und Kriegsflüchtlinge
- Arbeitsmigration

Es kommt häufig zur Bildung und Organisation von Treffen mit dem eigenen Kultur- und Religionskreis, beispielhaft genannt seien hier Moscheevereine, religiöse Gemeinden sowie Kulturvereine aus originären Herkunftsländern. Diese Netzwerke können bei Pflegebedürftigkeit »Hilfe im Quartier« ermöglichen. Gesundheitliche Risiken können im Bereich der Pflegebedürftigkeit, die bei Migrantinnen und Migranten früher im Lebenslauf auftreten, bestehen (vgl. Zeman, 2012). Mögliche Problembereiche sind z. B.:

- Auftreten einer Unter- oder Überversorgung
- Barrieren in der Kommunikation (sprachlich-schriftlich)
- Beantragung von Leistungen
- Fehldiagnosen

Für weitere Auseinandersetzung wird hier das multikulturelle Seniorenheim »Haus am Sandberg« kurz vorgestellt. Es hat seinen Sitz in Duisburg und feierte 2017 sein 20-jähriges Bestehen. Zu den Mitarbeiterinnen und Mitarbeitern zählen Angestellte mit biographischen Wurzeln aus Deutschland, der Türkei, Russland, Kasachstan, Polen und Bangladesch, was sich auch in der Struktur der Bewohnerinnen und Bewohner widerspiegelt.

https://www.drk-seniorenzentrum-am-sandberg.de/

Fragen:

1. Welche Nationalitäten sind in Ihrer Einrichtung als Pflegekräfte/zu Pflegende vertreten?
2. Nutzt Ihre Einrichtung bereits diese verfügbaren Potenziale aus?

188

12.9 Impuls: Resilienz

Die Belegung des Begriffes erfolgt oft mit den Attributen *Flexibilität, Widerstand und Belastbarkeit.* Per Definition: »*(...) psychische Widerstandskraft; Fähigkeit, schwierige Lebenssituationen ohne anhaltende Beeinträchtigung zu überstehen*« (Oxford Languages 2022; Deutsches Zentrum für Resilienz Mainz).

Widerstandskraft und Belastbarkeit lassen sich entwickeln und stellen gerade für Pflegekräfte eine Ressource dar, die für einen selbst gut gepflegt sein will. Resilienz kann als die Fähigkeit, Belastungen Stand zu halten und selbst physisch und psychisch gesund zu bleiben, bezeichnet werden. Ihnen wird eine Art von »Puffer- oder Kompensationseffekt« zugeschrieben. Auswirkungen von Herausforderungen oder negativen Einflüssen können ähnlich wie ein »Schutzschild« bzw. Deflektor Belastungen abwehren bzw. moderieren. Sie können die nachfolgende Übersicht (▸ Tab. 15) als Orientierung nutzen, um Ihren aktuellen Resilienzgrad einzuschätzen. Denken Sie daran, dass diese Tests tagesformabhängig sind und eher eine Tendenz aufzeigen, die Sie sensibilisieren soll, ähnlich der Thematik *»Körper und Psyche als Akku« (vgl. Gruhl, 2010; Benfer-Breisacher, 2018).*

Aspekt	Meine Einschätzung/Grad an Zustimmung			
	25 %	50 %	75 %	100 %
Akzeptanz der Lage, wie sie ist	☐	☐	☐	☐
Bindung im Sinne eines stabilen sozialen Netzes	☐	☐	☐	☐
Freizeitausgleich, z. B. Sport	☐	☐	☐	☐
Lösungsorientierung »Was kann ich tun?«	☐	☐	☐	☐
Selbstwahrnehmung »Wie geht es mir?«	☐	☐	☐	☐
Selbstwirksamkeit »Ich verändere etwas!«	☐	☐	☐	☐
Selbstreflexion »Wo sind meine Grenzen?«	☐	☐	☐	☐
Optimismus bzw. positive Grundhaltung	☐	☐	☐	☐
Austausch über Belastungen/reden können	☐	☐	☐	☐

Tab. 15:
Resilienz-Test
(eigen Darstellung)

Tipp: Besuchen Sie den Internetauftritt »Deutsches Resilienz-Zentrum«, https://lir-mainz.de/home, in dem Neurowissenschaftler, Psychologen und Soziologen das Thema aufbereiten und überlegen Sie, welche Maßnahmen sich für Sie persönlich bewährt haben, um Stress zu reduzieren sowie sich zu regenerieren.

12.10 Impuls: Prävention

»Mit Prävention ist die Erwartung verbunden, durch gezielte Maßnahmen die Krankheitslast in der Bevölkerung zu verringern. Dabei umfasst Prävention alle Aktivitäten, die mit dem Ziel durchgeführt werden, Erkrankungen zu vermeiden, zu verzögern oder weniger wahrscheinlich zu machen« (Vgl. RKI, 2022).

Dazu zählen:

- Ernährung und Ernährungsverhalten
- Früherkennung
- Gesundheitskompetenz (Schulungen)
- Gesundheitsverhalten (Konsumverhalten, Sport, Bewegung)
- Versorgung und Inanspruchnahme

Präventionsansätze unterscheiden sich hinsichtlich des zeitlichen Ansatzes:

1. Primärprävention
   Vor Krankheitsbeginn, beispielsweise Screening und Risiko-Assessment, allgemein bewährte Gesundheitstipps umsetzen (Bewegung, Wasser, kein Alkohol).
   Sport, um Herzschäden zu vermeiden
2. Sekundärprävention
   Im Frühstadium einer Erkrankung, zum Beispiel Maßnahmen, die eine Heilung oder ein nicht fortschreiten bedeuten (Stagnation).
   Herz ist geschädigt, es werden regelmäßig Kontrollen durchgeführt und ggf. Herzsport
3. Tertiärprävention
   Bei fortschreitender Krankheit der Versuch, den weiteren Verlauf positiv zu beeinflussen.
   Herzsport, Kontrollen, neue und ggf. experimentelle Verfahren

112
...

Aufgaben:

1. Haben Sie von Ihrer Krankenkasse bereits Angebote erhalten?
2. Wie *präventiv* leben Sie?
3. Beenden Sie den nachfolgenden Satz:
   »Ich weiß, dass ich mich mehr bewegen sollte, aber …«

12.11 Impuls: Sexualität im Alter

Sexualität im Alter wird häufig noch als Tabuthema behandelt, da das Vorurteil, Sexualität sei ein Privileg der Jugend, eng damit verknüpft ist. Es gibt altersbedingte körperliche Veränderungen (nachlassende Spermienproduktion und Aktivität, Menopause und hormonelle Veränderungen), jedoch umfasst der Begriff der Sexualität weit mehr als nur den Beischlaf.

Zur Sexualität gehört auch emotionale und körperliche Nähe, das Gefühl der Vertrautheit und Geborgenheit. Dies schließt den Beischlaf nicht aus, transformiert sich jedoch häufig auf die emotionale Komponente im »Alter«. Zärtlichkeiten und Kuscheln, emotionale Nähe, Vertrautheit und Geborgenheit sind Grundbedürfnisse. In wenigen Einrichtungen wird der Umgang damit thematisiert, was Pflegekräfte, aber auch Bewohner und Angehörige verunsichert und zu einer Enttäuschung der jeweiligen, aber nicht ausgesprochenen Erwartungshaltung führt. Rechtlich gesehen besteht ein Mietverhältnis zwischen den Bewohnern und der Einrichtung, ihre Räume sind also Privaträume, die ohne Zustimmung nicht betreten werden dürfen. Diese unsichtbare Grenze wird jedoch in der »Hektik des Alltags« häufig überschritten. Demenzielle Erkrankungen und/oder der Verlust des Lebenspartners können dazu führen, neue Kontakte mit dem anderen Geschlecht aufzunehmen und eine intime Beziehung zu entwickeln. Angehörige, aber auch Lebenspartner/innen können mit diesem Umstand selten rational umgehen und versuchen, die Pflege zur Unterbindung zu instrumentalisieren. Pflegekräfte, unabhängig vom Alter, sollten versuchen, dies zu vermeiden und innerhalb des Teams, beispielsweise in einer Fallsitzung, das gemeinsame Vorgehen besprechen. Sofern kein Machtverhältnis besteht (gesund und orientiert nutzt die Schwäche der anderen Person aus, z. B. aufgrund einer Demenz), sollte dies nicht bewertet werden, sondern akzeptiert. Als Anregung sei auf das Angebot spezieller »Kuscheldienste« verwiesen, die Beischlaf bzw. Nähe anbieten.

Fragen:

1. Stimmen Sie dem Statement oben zu? Begründen Sie!
2. Gab es in Ihrer Einrichtung (Liebes-) Beziehungen zwischen zu Pflegenden?
3. Hat sich eine zu pflegende Person zu *Ihnen* (romantisch) hingezogen gefühlt?

Empfehlungen:

- Youtube-Kanal: »Gesundheit Heute«: Sexualität im Alter (2016)
  https://www.youtube.com/watch?v=8W6jbIN4hAo
- Youtube-Kanal: Tomatolux:
  »Sex für Menschen mit Behinderung: Ein Tag mit einer Sexualbegleiterin« (2022)
  https://www.youtube.com/watch?v=8KE9xr-Dn3Q

12.12 Impuls: SES VerA

Oder: »Jeder Ausbildungsabbruch ist einer zu viel!«[4]

Es gibt Momente in der Ausbildung, wo man sich fragt »soll ich weitermachen?« Mit »SES-VerA« soll hier eine Möglichkeit aufgezeigt werden, Auszubildende bei dieser Frage positiv zu unterstützen!

Die Initiative VerA hat seit 2008 das bundesweite Mentorenprogramm des Senior Experten Service (SES) mit Unterstützung des Bundesministeriums für Bildung und Forschung (BMBF) ins Leben gerufen mit dem Ziel, Ausbildungsabbrüche durch Mentoring und Begleitung zu reduzieren. Ehrenamtliche Profis im Ruhestand helfen nach dem 1:1-Prinzip. Diese werden auf ihre Tätigkeit gezielt vorbereitet und regelmäßig geschult. Im Tandem mit den Auszubildenden kümmern sie sich um Probleme in der Berufsschule, Konflikte im Ausbildungsbetrieb, die Bewältigung von Prüfungsstress, die Verbesserung der Selbstorganisation oder auch die Suche nach weiteren Unterstützungsangeboten. VerA richtet sich an Auszubildende jeder Herkunft und in allen dualen oder schulischen Ausbildungen. Begleitungen sind für Auszubildende, Ausbildungsbetriebe und Berufsschulen kostenlos. Sie laufen zunächst über zwölf Monate, können aber bis zum Abschluss der Ausbildung verlängert werden.

Kontakt:
Initiative VerA: Verhinderung von Ausbildungsabbrüchen
Buschstraße 2, 53113 Bonn – Tel.: 0228 26090-40
vera@ses-bonn.de / vera.ses-bonn.de
Link: https://vera.ses-bonn.de/

12.13 Impuls: Interkulturelle Brille

»Jeder Mensch sieht die Welt durch seine eigene kulturelle Brille«
(Geert Hofstede)

Interkulturelle Unterschiede werden vielen in Form von Urlaubsreisen ein Begriff sein. Sichtbare Beispiele sind neben der anderen Sprache auch Unterschiede in der Bedeutung von Gestik, Mimik, Verhaltensweisen und Umgangsformen. Auch Höflichkeit, Religion, Weltanschauung oder Weltdeutung, Werte und Normen, Nähe und Distanz u. v. m. sind Basiselemente, die sich von Kultur zu Kultur unterscheiden. Ein Beispiel hierfür ist die Anwendung von Körpersprache oder auch die kulturelle Definition eines

---

4 Vgl. Webseite von SES-Vera, 26.02.2023 lt.

»normalen« Abstandes zum Gesprächspartner. Im Pflegebereich ist das Wissen um diese Unterschiede zunehmend wichtig. Je religiöser ein Mensch ist, desto mehr gewinnen die Beachtung und Einhaltung von z. B. Essritualen, Waschungen, Gebetszeiten oder auch geschlechtssensibler Pflege an Bedeutung. Das bedeutet nicht, sich als Pflege (Fach-)Kraft kulturell 1:1 anzupassen, sondern im Rahmen der Betreuung diese Bedürfnisse zu (anzu-)erkennen und im Rahmen des Möglichen befriedigen zu können. Dieser Abschnitt soll helfen, die eigene Sensibilität zu verbessern und den eigenen kulturellen Handlungsrahmen zu reflektieren. »Stereotype« Vorannahmen sollten hierbei als eine Form kognitiver Vereinfachungsprozesse reflektiert werden, um darauf aufbauend differenzieren zu können. Das Gehirn verfrachtet Situationen »in Schubladen«, um diese einfacher kategorisieren zu können.

Einige beispielhaft aufgeführte Stereotype/Vorurteile: *(diese sind bewusst plakativ gehalten)*

- Eine Niederländerin »heißt fast immer Antje und ist mit einem Fahrrad und einem Laib Käs sowie Tulpen unterwegs, um diese zu verkaufen«.
- Deutsche tragen »Lederhosen und ernähren sich von Bier in Maßkrügen, dazu brauchen Sie Weißwurst oder Saumagen«.
- Alle Italiener haben einen Bart und backen Pizza.
- Franzosen trinken nur Wein und Essen Baguette.
- (Alte) Menschen mit körperlichen/kognitiven Einschränkungen haben keine Ressourcen.
- »Frauen sind« … »Männer sind …« (…)

Sie können zudem eine Wertung im positiven oder negativen Sinn enthalten und Menschen aufgrund ihrer Merkmale in Gruppen zuordnen, so kann eine »Glatze« fälschlicherweise mit einer extremistischen Gesinnung gleichgesetzt werden, lange Haare mit dem Konsum von Cannabis. Interkulturelle Kompetenz als berufliche Schlüsselqualifikation umfasst also ein Bündel an Fähigkeiten, die Sprache (verbal und körperlich), Gewohnheiten, Rituale u. v. m. beinhalten *(vgl. Center of Intercultural Competence ,2022; vgl. Universität Vechta, 2022; vgl. Holstein & Kindervater, 2018)*.

Für Pflegefachkräfte bedeutet dies:

- Interkulturelle Situationen und Zusammenhänge wahrzunehmen, daraus entstehende Problemstellungen zu erfassen und Lösungen zu entwickeln.
- Das eigene Werte- und Bezugssystem zu erkennen und die eigenen Einstellungen, Verhaltensweisen sowie Handlungen zu reflektieren.
- Konfliktsituationen im besten Fall gar nicht erst entstehen zu lassen.
- Sich offen und vorurteilsfrei auf neue Situationen einzulassen.
- Diskriminierung entgegenzusteuern und Benachteiligung abzubauen.
- Andere für Internationalität sowie interkulturelle Lernprozesse zu sensibilisieren und diese zu fördern.

Nachfolgend sind einige Beispiele für kulturelle Unterschiede aufgeführt, diese Aufzählung ist jedoch nur exemplarisch und keinesfalls vollständig.

- Im Zeitbegriff unterscheiden sich Kulturen vor allem darin voneinander, dass sie sich schwerpunktmäßig stärker an der Vergangenheit (z. B. Vorfahrenbezug in China) der Gegenwart (Lateinamerika, Mittelmeerraum) oder der Zukunft (Westeuropa, USA) orientieren.
- Gleiches Verhalten oder Gesten werden verschieden verstanden: In Indien bedeutet das Kopfschütteln »ja«, ganz im Gegensatz zur entsprechenden Westlichen Interpretation.
- Viel reden (USA, arabischer Sprachraum) steht der Wortkargheit bis hin zum Schweigen gegenüber in Japan, wo dem Schweigen zwischen den Wörtern entscheidende, sogar in den Worten entgegengesetztem Sinne, Bedeutung zukommt. Langes Schweigen wird dort als behaglich empfunden, während dies in Europa und Nordamerika bald zu Unsicherheit und Verlegenheit führt.
- Augenkontakt beim Sprechen wird in Europa als Zeichen der Aufmerksamkeit verstanden, in Japan z. B. wird dies als schnell als Bedrängnis aufgefasst.
- Im asiatischen Raum werden Visitenkarten einen Augenblick betrachtet, bevor sie weggesteckt werden. Sie werden zudem mit beiden Händen genommen.
- Während es im europäischen Raum üblich ist, Preise von Geschenken zu entfernen, wird dies z. B. in Japan eher nicht gemacht.
- Das Lachen wird in den meisten westeuropäischen Ländern mit Witz und Fröhlichkeit gedeutet, während es in Japan oft Anzeichen von Verwirrung, Unsicherheit oder Verlegenheit ist.
- Im Mittelmeerraum, in Lateinamerika und im südlichen Afrika ist es normal, oder zumindest weitgehend toleriert, wenn man etwa eine halbe Stunde zu spät bei einer Einladung zum Abendessen erscheint. In Deutschland und der Schweiz ist dies eine Beleidigung des Gastgebers.
- Wenn man in Afrika einer befreundeten Frau, die man länger nicht gesehen hat, sagt, dass sie zugenommen habe, bedeutet dies, sie wirke gesünder als zuvor oder sie habe erholsame Ferien verbracht. Die gleiche Bemerkung wird in Europa, Nordamerika und Australien so empfunden, als würde man nicht (mehr) attraktiv aussehen.
- In den Niederlanden gelten unverpackt überreichte Blumen als »Geringschätzung«, da sie mit »vom Friedhof besorgt« assoziiert werden.
- …

Anmerkung: Viele der hier genannten Schilderungen konnten im persönlichen Austausch mit Menschen aus den entsprechenden Kulturräumen bestätigt werden.

Fragen:

1. Welche Erfahrungen mit anderen Kulturen haben Sie privat/beruflich gesammelt?
2. Gibt es lustige/kuriose (inter-)kulturelle Missverständnisse, die Sie selbst erlebt haben, z. B. im Urlaub?
3. Gab es aus dem ambulanten/stationären Kontext Beispiele, die Sie nennen können?

Arbeitsblatt Interkulturelle Brille

Sie haben mit dem *Impuls: Interkulturelle Brille* Anregungen und erste Informationen erhalten. Gedanklich soll es an dieser Stelle in eine kurze *Selbstbetrachtung* um Ihre *Ressourcen* gehen[5].

Aufgaben:

1. Welche Erfahrungen (lustig, überraschend, kritisch [...]) haben Sie bereits gemacht? Denken Sie an Urlaube, Freunde, Begegnungen, »bestätigte oder widerlegte Klischees« über Sie bzw. Ihnen bekannte Menschen.
2. Überlegen Sie in Einzelarbeit, was Ihren persönlichen kulturellen und sozialen »Background« ausmacht. Wie sind Sie geprägt (worden), was sollte eine PK über Sie wissen?
3. Notieren Sie in Stichpunkten, welche Ressourcen Sie in den Pflege- und Beziehungs- und Betreuungsprozess einbringen können:
- Sprache(n): _____
- Erfahrungen durch:
  Urlaube, Sprachkurse,
  Au-Pair-Zeit [...] _____
- Familien(wurzeln) in: _____
- Freunde/Kontakte aus
  anderen Ländern: _____
- Lesen und erweitern Sie die nachfolgende Checkliste (▸ Tab. 16) in Kleingruppen

Checkliste Interkulturelle Brille

Diese »Checkliste« soll dazu anregen, im Pflegealltag Kommunikationsprozesse zu hinterfragen, neu zu gestalten und anzupassen.

---

5 In Einzel- oder Kleingruppenarbeit; Bearbeitungszeit legt Ihre Lehrkraft fest

Tab. 16:
Checkliste Interkul-
turelle Brille

Aspekt	Trift zu	Trifft nicht zu
1. Besteht ein anderer kultureller Hintergrund? *Ist dies pflegerisch relevant?*	☐ ☐	☐ ☐
2. Gibt es (kulturelle) Unterschiede oder individuelle Besonderheiten? – Ernährung – Lebt die gepflegte Person seine/ihre Religion aus? – Verbale/Nonverbale Kommunikation – Frauenbild – Empfinden von Nähe und Distanz – Sexualität: Empfundenes/Biologisches/Soziales Geschlecht?	☐ ☐ ☐ ☐ ☐ ☐ ☐	☐ ☐ ☐ ☐ ☐ ☐ ☐
3. Dürfen Männer in die Pflege der/des zu Pflegenden?	☐	☐
4. Dürfen Frauen in die Pflege der/des zu Pflegenden?	☐	☐
5. Wo sind mögliche Quellen für Missverständnisse? (Lächeln, Blickkontakt)	☐	☐
6. Bestehen gendersensible Bedürfnisse? Z. B. Anrede/geschlechtsspezifische Pflege	☐	☐
7. Ist die Familie in die Pflege eingebunden?	☐	☐
8. Gibt es Kolleginnen und Kollegen, die der Muttersprache des zu Pflegenden mächtig sind?	☐	☐
9. Sprachverständnis in Word und/oder Sprache ist gegeben.	☐	☐
10. Ist die zu Pflegende Person örtlich, zeitlich, persönlich und situativ orientiert?	☐	☐
11. Gibt es kulturelle Rituale beim Waschen? *Wenn ja, welche?*	☐	☐
12. Sind Angebote der sozialen Betreuung darauf sensibilisiert?	☐	☐
13. Kann jemand, z. B. die zu pflegende Person selbst, Familie oder Freunde in die Biographiearbeit mit einbezogen werden?	☐	☐
14. Ist das Team multikulturell aufgestellt?	☐	☐
15. Können »Sprachlisten« erstellt und Sätze eingeübt werden, welche die wichtigsten Wörter/Sätze *(Hallo. Guten Morgen. Haben Sie Schmerzen? Etc.)* enthalten und somit zur Basisverständigung dienen können?	☐	☐

Kritische Betrachtung: Was kann man anbieten, was davon umsetzen und wie den Erfolg messen?

Zusatzmaterial

Sie können die nachfolgenden Steckbriefe nutzen, um sich schriftlich Ihren Schülerinnen und Schülern vorzustellen bzw. um von diesen eine persönliche Notiz zu erhalten. So sind eine erste *Lerngruppenanalyse* und *Absprachen* schriftlich fixiert sowie ein gewisser Grad an Verbindlichkeit gegeben.

Steckbrief Ihrer Lehrkraft (Beispiel)

Name, Vorname: _____
Erreichbarkeit/E-Mail: _____ Raum: _____
Hobbys: _____
Was ich mir für unseren Unterricht wünsche und was ich für Sie möchte:

- Sie unterstützen, Prüfungssicherheit zu entwickeln.
- Einhaltung von Formalien.
- Frühzeitiges Ansprechen bei Problemen.
- Ehrlichkeit
- Nutzen von Moodle.

Was ich nicht möchte:

- »Last Minute«-Abgaben
- Fehlende Formalia
  (E-Mail, Seitenzahlen, Name, Deckblatt …)
- *Stricken und Stören* während des Unterrichts
  (es ist Ihre Ausbildung, Ihre und meine Zeit)

Steckbrief Ihrer Schüler/innen (Beispiel)

Name, Vorname: _____
Kurs: _____
Erreichbarkeit/E-Mail: _____
Hobbys: _____
Was ich mir für den Unterricht wünsche:

- _____
- _____
- _____

Das macht mir Sorgen: _____

Was ich dazu beitrage: _____

Digitale Lehre/E-Learning

Die Digitalisierung des Unterrichtsprozesses hat seit Corona eine Reihe neuer Schübe erhalten. Neben datenschutzrechtlichen Fragen steht auch die Frage im Raum, welche Angebote »aus dem Dschungel« des Internets empfehlenswert für (Distanz-) Arbeit bzw. digitale Arbeitsmöglichkeiten im Präsensunterricht sind. Die nachfolgende Aufstellung soll Lehrkräften diese Orientierung erleichtern. (Stand: 31.08.2022)

Anwendung/Onlinedienst	Kurzbeschreibung
www.edupad.ch	Online-Texteditor zum Bearbeiten eines Dokuments mit mehreren Personen.
www.oncoo.de	Webseite mit verschiedenen Angeboten, u. a.: • Kartenabfrage • Lerntempoduett • Zielscheibenreflexion • Helfersystem • Placemat Farbiges Beschriften von »Karteikarten« und sortieren an einer virtuellen Tafel, diese Sammlung kann als Bilddatei abgespeichert werden.
Thieme App »I Care«	App im Appstore verfügbar und als Ergänzung für Auszubildende als Nachschlagewerk und zur Selbstabfrage geeignet, verfügt über breite Themenfelder. Quiz bzw. Karteikartenabfrage zur Übung sind möglich.
Sharecare YOU	Steam Applikation; Sharecare Reality Lab Sharecare YOU ist eine immersive, fotorealistische Simulation des menschlichen Körpers, die es dem Betrachter ermöglicht, seine erstaunlichen Details in 360° zu erkunden. Sehen Sie sich Systeme und Organe in ihrem natürlichen Zustand an, machen Sie Fortschritte bei Krankheitszuständen und testen Sie Ihr Wissen mit interaktiven Quizfragen!
www.padlet.com	Eine Art digitales Klassenzimmer bzw. Lerntheke mit intuitiver Bedienung. Es lassen sich Daten hochladen und Inhalte verlinken, kann öffentlich oder nur via Passwort zugänglich sein und eine Ergänzung zu Moodle darstellen. Schülerinnen und Schüler wiederum können bearbeitete Aufgaben hochladen.

Anwendung/Onlinedienst	Kurzbeschreibung
www.kahoot.com	Zur Erstellung eines Online-Quiz, spielbar via Smartphone, als Themeneinstieg geeignet.
Google Translator	Für Übersetzungen von z. B. Arbeits- und Informationsblättern für Auszubildende mit Migrationshintergrund.

Erste Hilfe & Motivationssammlung

Es gibt Momente in der Ausbildung, da möchte man alles hinschmeißen, die Welt oder Einzelpersonen verfluchen und vieles mehr. *Auch wenn es solche Momente gibt, es gibt auch immer eine Lösung! (Kein Alkohol!)*

Denk dran … Remember تذكروا … Nhớ lại…

Deutsch	English	أرابيش	Tiếng Việt
Ich kann sehr viel!	I can do a lot!	!أستطيع أن أفعل الكثير	Tôi có thể làm rất nhiều!
Ich bin toll!	I am great!	!أنا بخير	Tôi tuyệt vời!
Jede(r) kann mal eine schlechte Phase haben!	Bad times will pass away.	الأوقات العصيبة ستزول	Thời gian tồi tệ sẽ qua đi
Ich kann mir jederzeit Hilfe holen.	I can ask for help.	يمكنني طلب المساعدة	Tôi có thể yêu cầu giúp đỡ

Wichtige Telefonnummern

- Feuerwehr und Rettungsdienst:
  112
- Polizei:
  110
- Anonymer telefonischer Drogennotruf:
  01806/31 30 31 Montag bis Freitag von 08.00 Uhr bis 23.00 Uhr, an Wochenenden von 12.00 Uhr bis 24.00 Uhr
- Kinder- und Jugendtelefon:
  116 111 (Montags bis Samstags von 14 bis 20 Uhr)
  »Nummer gegen Kummer«
- Telefonseelsorge:
  0800 1110111
- Ärztlicher Bereitschaftsdienst:
  116 117

- Beste(r) Freund/Freundin oder Mitschüler/in:

  _____

- Meine Eltern/Geschwister:

  _____

- Lehrkraft, der ich vertraue
  (Vertrauens- oder Klassenlehrkraft):

  _____

Literatur- und Quellenverzeichnis

Arnold, Rolf (2008). Vom Lehren zur Lernberatung- Anmerkungen zur Nachhaltigkeit in der Schulentwicklung. In: GEW-Zeitung Rheinland-Pfalz. 9/2008. S. 12–16.

Bartl, Reiner (Hrsg.) (2008); Bartl, Christoph. Osteoporose. Prävention – Diagnostik – Therapie. Thieme. 3. Auflage

Bundeszentrale für gesundheitliche Aufklärung (BZgA) (Hrsg.) (2022). https://www.kommunale-suchtpraevention.de/

Bundesinstitut für Berufsbildung (Hrsg.) (2020). Fachkommission nach § 53 Pflegeberufegesetz: Rahmenpläne der Fachkommission nach § 53 PflBG. o. O. 2020. 2. Auflage.

Bundeszentrale für politische Bildung (Hrsg.) (2022). https://www.bpb.de/kurzknapp/zahlen-und-fakten/soziale-situation-in-deutschland/145148/religion/

BMFSFJ (Hrsg.) (2010). Sechster Bericht zur Lage der älteren Generation in der Bundesrepublik Deutschland: Altersbilder in der Gesellschaft. Alter – Bilder – Altersbilder. S. 36–64; 180–185. Deutsches Zentrum für Altersfragen (DZA). Berlin.

Benfer-Breisacher, Almut (2018). »Resilienz in der Pflege«–von Anfang an! In: PADUA 2018 13:3, 195–202.

CICB Center of Intercultural Competence AG, http://www.cicb.net/de/home/; Geert Hofstede.

Eiring, Ulrike (2013). Aktivieren mit Sprichwörtern, Liedern und Musik: Praxismodelle für die Begleitung hochbetagter und demenzkranker Menschen. Schott Music GmbH & Co KG. Mainz.

Ernst-Klett Verlag (Hrsg.) (2011). »Arbeitsheft schriftliches Abitur-Übersicht über die Operatoren« https://www2.klett.de/sixcms/media.php/229/350482_0014_Operatoren.pdf (Stand:01.01.2022).

Feltes, Thomas (Hrsg.) (2022). Albrecht, Florian. Alterskriminalität. In: http://www.krimlex.de (31.08.22).

Forgas, Joseph. (1999). Soziale Interaktion und Kommunikation. 4.Auflage.Weinheim: Psychologie Verlag Union.

Gerdsmeier, Gerhard (2004). Lernaufgaben für ein selbstgesteuertes Lernen im Wirtschaftsunterricht. Online: http://www.sowi-onlinejournal.de/2004-2/lernaufgaben_gerdsmeier.htm (Stand: 20.07.2008).

Gerdsmeier, Gerhard; Köller, Charlotte (2008). BLK-Modellversuch LunA. Lernaufgaben – Vielfalt und Typisierung. Anregungen zur Konstruktion von Lernaufgaben. http://www.blk-luna.de/box_download.php?nr=219&sid (Stand: 20.07.2008). Seite ist inzwischen archiviert (31.08.2022).

Gerdsmeier, Gerhard; Martin, Christian (2008). Selbst gesteuertes Lernen als gehaltvolle und breit etablierte Lernform ermöglichen. In: bwp@ Spezial 4 – HT2008 WS 09.

Gruhl, M. (2010). Die Strategie der Stehaufmenschen, Krisen meistern mit Resilienz. Freiburg: Kreuz Verlag.

Görgen, Thomas; Greve, Werner (2005). Alte Menschen in Haft: der Strafvollzug vor den Herausforderungen durch eine wenig beachtete Personengruppe. In: BewHi 52 (2), S. 116–130.

Gündisch, Ursula (2012). Altersmanagement: Die zukünftige Herausforderung in der Arbeitswelt. S. 31. Diplomica-Verlag: Hamburg

Hartmann, Anne Marlen (2013). Alter(n) und betriebliche Weiterbildung älterer Arbeitnehmer (55 +). Eine Einführung. Diplomica Verlag Hamburg.

Hermanns, Karin (2003). Knast statt Seniorenheim - Altern im Strafvollzug. In: Bernd Seeberger und Angelika Braun (Hrsg.): Wie die anderen altern. Zur Lebenssituation alter Menschen am Rande der Gesellschaft. Frankfurt am Main: Mabuse-Verl., S. 119–128.

Holstein, Bettina; Kindervater, Angela (2018). Mögliche Wege zur Erweiterung interkultureller Perspektiven in der Pädagogik. Notwendigkeit und Chancen der Förderung von kultursensibler Kompetenz im Rahmen des Unterrichts in Gesundheitsberufen. In: PADUA (2018), 13 (3), 203–208. https://doi.org/10.1024/1861-6186/a000439

Hundenborn, Gertrud (2007). Fallorientierte Didaktik in der Pflege. Urban & Fischer Verlag/Elsevier GmbH.

Kenkmann, Andrea; Erhard, Silvia; Maisch, Jessica; Ghanem, Christian. (2020). Altern in Haft - Angebote für ältere Inhaftierte in der Bundesrepublik Deutschland. Kriminologie – Das Online-Journal. Kriminologie – Das Online-Journal 2. 10.18716/ojs/krimoj/2020.1.7.

Kliegel, Matthias; Martin, Mike (2014). Psychologische Grundlagen der Gerontologie. 4. Auflage. Kohlhammer Verlag

Lang, Martin; Pätzold, Günter (Hrsg.) (2006). Wege zur Förderung selbstgesteuerten Lernens in der beruflichen Bildung. Bochum; Freiburg: Projekt Verlag, 254 S. – (Dortmunder Beiträge zur Pädagogik; 39) – URN: urn: nbn:de:0111-opus-20426 - DOI: 10.25656/01:2042

Lauber Annette; Schmalstieg, Petra (Hrsg.) (2018). Prävention und Rehabilitation. Verstehen und Pflegen. 4. Auflage. Thieme.

Medizinischer Dienst der Spitzenverbände der Krankenkassen Medizinischer Dienst der Spitzenverbände der Krankenkassen (Hrsg.) (2005). Grundsatzstellungnahme Pflegeprozess und Dokumentation Handlungsempfehlungen zur Professionalisierung und Qualitätssicherung in der Pflege. S. 21. Essen.

Microsoft: https://support.microsoft.com/de-de/; Stand: 01.01.2022.

Niedersächsisches Kultusministerium (Hrsg.) (20019). Leitlinie »Schulisches Curriculum Berufsbildende Schulen (SchuCu-BBS)« – Glossar als Downloadversion.

Olbrich, Christa (Hrsg.) Darmann-Finck, Ingrid; Greb, Ulrike; Muths, Sabine (Autor); Oelke, Uta; Scheller, Ingo; Schwarz-Govaers, Renate; Wittneben, Karin. (2009). Modelle der Pflegedidaktik. Urban & Fischer Verlag/Elsevier GmbH.

Razum, Oliver; Spallek, Jacob (2012). Erklärungsmodell zum Zusammenhang zwischen Migration und Gesundheit im Alter: In Baykara-Krummer, Helen; Motel-Klingebiel; Andreas; Schimany, Peter (Hrsg.): Viele Welten des Alterns. (S. 161- 178). Wiesbaden: Springer VS Verlag.

Reuschenbach-Schulz, Ursula (2013). Exzellenz und Professionalität vom ersten Tag an. Facetten vernetzten Handelns in der Zweiten Phase der Ausbildung von Lehrerinnen und Lehrern. Studienseminar für Berufsbildende Schulen Neuwied

Schmidt-Hackenberg, Ute (2013). 10-Minuten-Aktivierung als Methode. Vincentz Network.

Sinus-Institut (2022). http://www.sinus-institut.de/

Spörhase-Eichmann, Ulrike; Ruppert, Wolfgang (Hrsg.) (2008). Biologie Didaktik – Praxishandbuch für die Sek. I und II. Berlin: Cornelsen.

Thiele, Gisela (2017). Selektive Optimierung mit Kompensation (SOK) nach Baltes & Baltes 1990 [online]. altenarbeit.info Theorien. Bonn: altenarbeit.info. Zugriff am 25.08.2022. Verfügbar unter: https://www.altenarbeit.info/stufenmodell-nach-erikson-1973.html

Universität Vechta, https://www.uni-vechta.de/international-office/internationalisierung-zuhause/zertifikat-interkulturelle-kompetenz; Stand: 03.08.2022.

Universität Köln, http://methodenpool.uni-koeln.de/frameset_uebersicht.htm; Stand: 01.01.2022.

Weinert, Franz (Hrsg.) (2001). Leistungsmessung in Schulen. Weinheim und Basel: Beltz. 27 f.

Zeman, Peter (2012). Ältere Migrantinnen und Migranten in der Altenhilfe und kommunalen Alternspolitik: In Baykara-Krummer, Helen; Motel-Klingebiel; Andreas; Schimany, Peter (Hrsg.): Viele Welten des Alterns. (S. 449–465). Wiesbaden: Springer VS Verlag.

Stichwortverzeichnis